AF597573

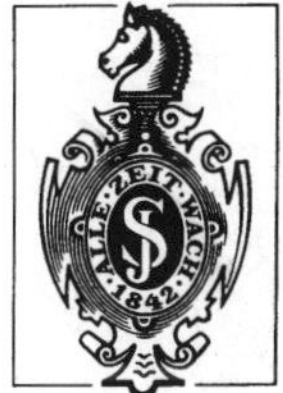
ALLE ZEIT WACH
SJ
1842

H. Sattler U. Harland

Arthrosonographie

Mit einem Geleitwort von Hans Rettig

Mit 144 Abbildungen

Springer-Verlag Berlin Heidelberg GmbH

Dr. HORST SATTLER
Wicker-Klinik, Kaiser-Friedrich-Promenade 47
6380 Bad Homburg
Bundesrepublik Deutschland

Dr. ULRICH HARLAND
Orthopädische Klinik
Paul-Meimberg-Straße 3
6300 Gießen
Bundesrepublik Deutschland

ISBN 978-3-662-05836-7

CIP-Kurztitelaufnahme der Deutschen Bibliothek

Sattler, Horst: Arthrosonographie / H. Sattler ; U. Harland.
Mit e. Geleitw. von H. Rettig.

ISBN 978-3-662-05836-7 ISBN 978-3-662-05835-0 (eBook)
DOI 10.1007/978-3-662-05835-0
NE: Harland, Ulrich:

Ursprünglich erschienen bei Springer-Verlag Berlin Heidelberg New York 1988
Softcover reprint of the hardcover 1st edition 1988

Gesamtherstellung: Appl, Wemding
2121/3145-543210

Bei aller Begeisterung für
moderne Medizintechnik
darf man die Not und das Leid
der Patienten nicht vergessen!

Dieses Buch ist den Patienten gewidmet,
die mit Geduld und hohem Zeitaufwand
dazu beigetragen haben,
daß diese Methode weiterentwickelt
werden konnte.

Geleitwort

Die Ultraschalldiagnostik als nicht invasive Untersuchungstechnik hat in zahlreichen Fächern der Medizin bereits einen festen Platz.

Eigentümlichkeiten der Ultraschallreflexion knöcherner Strukturen des Haltungs- und Bewegungsapparates haben jedoch diesem Untersuchungsverfahren im orthopädischen Fache erst verzögert Eingang verschafft.

Anstoß eines zunehmenden Einsatzes der Sonographie zur Erkennung von Schäden der Weichteilstrukturen des Haltungs- und Bewegungsapparates lieferten die Untersuchungen von R. Graf mit der erfolgreichen sonographischen Früherkennung der Hüftfehlanlagen.

Die Weiterentwicklung dieser Untersuchungstechnik ist sicher noch nicht abgeschlossen. Weitere Problemstellungen in der Orthopädie bieten sich zur sonographischen Überprüfung an.

Anwendungsmöglichkeiten und Aussagekraft, wie technische Voraussetzungen der Anwendung der Ultraschalldiagnostik, werden mit knapp gehaltenem Text und zahlreichen Abbildungen, ergänzt durch Zeichnungen, in dem Buch „Arthrosonographie“ dargestellt. Irrtumsmöglichkeiten des Verfahrens werden erläutert.

Das vorliegende Buch ist die konsequente Fortführung der Anwendung der Ultraschalldiagnostik in Orthopädie und Rheumatologie und liefert die Basis für den Einsatz der Sonographie im Praxis-Alltag. Jeder, der sich mit Untersuchungstechniken am Haltungs- und Bewegungsapparat befaßt, wird sich dieser Arbeit dankbar bedienen.

Giessen, im Oktober 1987

Hans Rettig
Ordentlicher Professor und
Direktor der Orthopädischen
Universitätsklinik Giessen

Inhaltsverzeichnis

Einleitung

Piezoelektrischer Effekt - die Grundlage der modernen Sonographie

Der piezoelektrische Effekt wurde 1880 von den Gebrüdern Curie entdeckt und bildet die Grundlage der modernen Sonographie. Wird an ein dünnes Kristallplättchen, das ein unsymmetrisches Kristallgitter aufweist, eine elektrische Spannung angelegt, so ändert sich seine Dicke. Die Wechselspannung regt es somit zur rhythmischen Volumenänderung an, die als dichte Welle an die Umgebung abgegeben wird. Dieser Effekt ist umkehrbar, d.h. kommt eine mechanische Verformung dieses polaren Kristallplättchens beispielsweise durch auftretende Schallwellen vor, so ändert sich seine elektrische Ladung an der Oberfläche. Also kann ein und dasselbe Kristallplättchen im Sinne eines elektromechanischen Wandlers sowohl zum Aussenden als auch zum Empfang von Ultraschallwellen verwendet werden.

Ultraschallverfahren

A-Scan: Amplitudendarstellung: das einfachste eindimensionale Ultraschallverfahren.

B-Scan: zahlreiche Ultraschallstrahlen in einer Ebene werden nebeneinander aufgebaut und führen zu einem zweidimensionalen Bild.

TM-Scan: Time-motion oder M-mode-Darstellung; die von einem eindimensionalen Ultraschallstrahl erzeugten Echos werden zeitlich fortlaufend registriert.

Ultraschall-Doppler: Hierbei wird die Tatsache genützt, daß reflektierte Anteile eines Ultraschallstrahls eine Frequenzänderung nach dem Doppler-Prinzip erfahren, wenn sie auf eine bewegende Grenzfläche, z.B. pulsierende Gefäßwandung treffen.

Verschiedene Ultraschalltechniken

Compound-Scan: Älteres B-Scan-Verfahren mit dem Vorteil der Darstellung großer Körperbereiche, doch ohne zeitgerechte Miterfassung von Organbewegungen, so daß aus der langsamen Abtastung erhebliche Artefaktbildungen entstehen.

Schnelles B-Bild-verfahren: (Synonym = Real-time- oder Echtzeitverfahren) gekennzeichnet durch einen schnellen Bildaufbau im Sekundenbruchteil durch mechanisch oder elektronisch gesteuerte Abtastung, so daß Organbewegungen direkt miterfaßt werden und als wesentliche Hilfe im Untersuchungsablauf zur Verfügung stehen.
Heute stehen folgende B-Bildtechniken zur Verfügung mit:
- mechanischen Sektorscannern,
- elektronischen Sektorscannern, sog. Phased-arrays;
- mechanischem Parallelscan mit Wasservorlaufstrecke;
- elektronischem Parallelscan, sog. Linear-arrays.

Allgemeine Grundlagen der Ultraschalldiagnostik

Ultraschallwellen breiten sich im Körpergewebe entsprechend den akustischen Eigenschaften der einzelnen Medien aus und analog den Gesetzen der Optik entstehen Phänomene wie Reflexion, Streuung, Beugung, Brechung, Absorption.

Die Longitudinalwellen sind als rhythmische Folge von Druck- und Zugspannungen zu bezeichnen. In Schwingungsrichtung entstehen Zonen, in denen die Teilchen des Mediums pro Schwingung dicht zusammen bzw. weit voneinander entfernt sind.

Die gerichteten Longitudinalwellen breiten sich im menschlichen Gewebe mit nahezu konstanter Schallgeschwindigkeit aus. Die Schallgeschwindigkeit hängt jedoch sehr stark von der jeweiligen Gewebsart ab, wie Tabelle 1 zeigt.

Das Prinzip der Sonographie beruht auf der Lotung sog. akustischer Grenzflächen, d.h. es kommt an der Grenze zweier Medien mit unterschiedlichen Schallleitgeschwindigkeiten zu einer Veränderung des Schallstrahls. Wir sprechen vom akustischen Impedanzsprung. Akustische und anatomische Grenzflächen stimmen in der Regel nahezu überein, so daß wir durch Änderung der Schallwellen an den

Tabelle 1. Schallgeschwindigkeit in Abhängigkeit der Gewebsart

Medium	Temperatur °C	Frequenz MHz	Schallgeschwindigkeit m/s
Wasser	25	–	1497
Wasser	25	15	1495
Menschliches Gewebe	37	2,5	1490–1610
Menschliches Gewebe Mittelwert	37	2,5	1540
Muskel	24	1,8	1568
Leber	24	1,8	1570
Fett	24	1,8	1476
Gehirn	24	2,0	1521
Schädelknochen	–	0,8	3360

akustischen Grenzflächen zu einem anatomischen Bild gelangen. Eine fast vollständige Reflexion erhält man zwischen Geweben mit sehr großer Differenz des Schallwiderstandes, z. B. Bindegewebe zu Luft an der Lunge oder Weichteilstrukturen zum Knochen. Letzteres ist für die Arthrosonographie von großer Bedeutung. Ist die akustische Impedanz zweier aneinandergrenzender Medien bekannt, so kann die reflektierte und transmittierte Intensität berechnet werden. Voraussetzung für einen möglichst großen Impedanzsprung ist der senkrechte Einfall der Schallwellen auf die akustische Grenzfläche.

Für den Aufbau des Bildes ist entscheidend, daß ein Impedanzunterschied von nur 1% für eine verwertbare Reflexion ausreicht, um eine Gewebsgrenze abzubilden. Dagegen können Gewebe gleicher Reflexionsdichten nicht mehr unterschieden werden. Sie sind akustisch homogen.
Folgende Eigenschaften der Schallwellen sind von großer Wichtigkeit:

1. Reflexion
Sie hängt vom Unterschied der akustischen Eigenschafter zweier benachbarter Medien ab.

2. Brechung
Ultraschallwellen werden beim Übertritt von einem Medium zum anderen entsprechend der unterschiedlichen Dichte gebrochen. Die Brechung der US-Wellen läßt sich aus dem Verhältnis ihrer Ausbreitungsgeschwindigkeiten berechnen (Abb. 1).

3. Beugung
In einem homogenen Medium breiten sich Ultraschallwellen gradlinig aus. Bringen wir in den Schallstrahl ein Hindernis ein, so werden die Ultraschallwellen in den sog. Schallschatten hineingebeugt. Diese Beugung ist von der Wellenlänge und auch von der Frequenz abhängig, d. h. mit steigender Frequenz nehmen die Beugungserscheinungen ab.

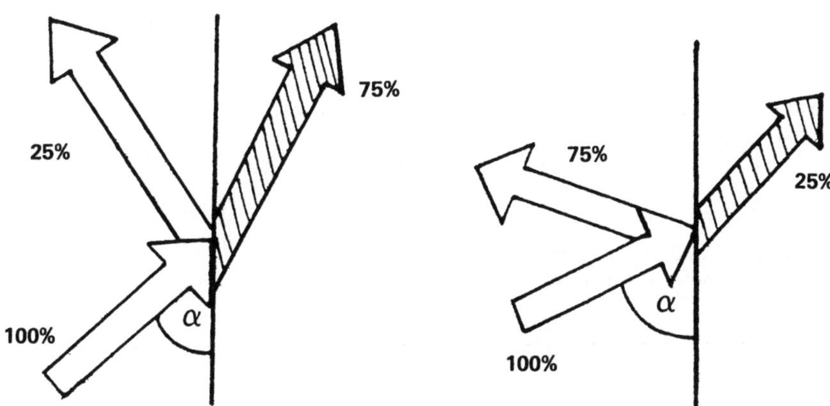

Abb. 1. Wirkung des Reflexions- und des Brechungswinkels auf die Bilddarstellung

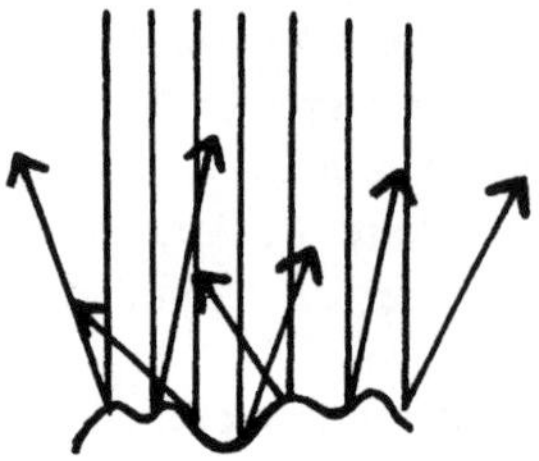

Abb. 2. Entstehung von „Streu"-Echos an unregelmäßigen Grenzflächen. Da Gewebsschichten und Organoberflächen stets eine solche Unregelmäßigkeit haben, kommen Streuechos in allen Bereichen vor

4. Streuung
Ultraschallwellen werden gestreut, wenn sie auf Grenzflächen treffen, die nicht im 90°-Winkel zu ihrer Ausbreitungsrichtung stehen. Da im Organismus in der Regel keine glatten Oberflächen vorhanden sind, haben wir es immer mit einer mehr oder weniger stark intensiven Streuung zu tun. Die Streuung ist frequenzabhängig, d. h. die Intensität der gestreuten Schallwellen wächst mit zunehmender Frequenz (Abb. 2).

5. Absorption
Ein Teil der Energie der Schallwellen geht durch Umwandlung in Wärme verloren. Es ist deshalb notwendig, Schallreflexionen aus tieferen Gewebsschichten gerätetechnisch durch einen Tiefenausgleichsregler (laufzeitabhängige Verstärkung) anzuheben, um einen absorptionsbedingten Energieverlust zu kompensieren.
Das Penetrationsvermögen des Ultraschallstrahles wird bestimmt durch Auflösungsvermögen, Streuung und Absorption und nimmt mit steigender Frequenz ab. Die fortlaufende Abschwächung der Schallintensität durch ein bestimmtes Medium wird Dämpfung genannt. Sie wird in Dezibeleinheiten/cm^2 gemessen (Tabelle 2).

Flüssigkeiten enthalten keine reflektierenden Grenzflächen und erscheinen daher echofrei, wenn nicht kleine Zellabschilferungen zu vereinzelten Reflexionen führen. Parenchymatöse Organe enthalten dagegen eine Vielzahl echogebender Grenzflächen und erscheinen somit echohaltig. Die Möglichkeit, zwischen echohaltigen und echofreien Arealen zu unterscheiden, stellt eine der besonderen Qualitäten der Ultraschalluntersuchung dar.

Tabelle 2. Dämpfung der Schallintensität in verschiedenen Geweben (1 MHz)

Fett	0,35-0,7
Muskel	1,5 -3,0
Leber	0,95
Niere	1,1
Knochen	12,0

Da Schallwellen von Flüssigkeit nicht reflektiert werden und sie somit auch nicht einen Teil ihrer Energie verlieren, beobachten wir hinter reinen flüssigkeitsgefüllten Arealen eine sog. „Schallverstärkung". Sie ist charakteristisch für Zysten oder Ergüsse.

Tiefenausgleich: Die aus tieferen Körperschichten kommenden Echos müssen so verändert werden, daß sie in ihrer Intensität den oberflächlichen adäquat sind. Dies kann erreicht werden, indem die aus der Tiefe kommenden Echos artifiziell verstärkt oder die oberflächlichen abgeschwächt werden. Die unterschiedliche Einstellung des Tiefenausgleichs beeinflußt dementsprechend erheblich die Darstellung von Organstrukturen. Die Qualität des gewonnenen Bildes ist ganz wesentlich von der richtigen Einstellung des Tiefenausgleichs (Abb. 3) abhängig.

Laterale Auflösung: Die laterale Auflösung hängt ab von der Schallkopfgeometrie, der Ultraschallfrequenz und Impulsdauer. Sie ist umgekehrt proportional zur Breite des Schallstrahles. Wir verstehen unter der lateralen Auflösung den Mindestabstand zweier Objekte, quer zur Schallstrahlrichtung gelegen, die gerade noch voneinander unterscheidbar sind.

Axiale Auflösung: Wir verstehen darunter den Abstand zweier Objekte, die eben gerade noch in Strahlrichtung unterscheidbar sind. Sie wird durch die Impulsdauer begrenzt und nimmt mit steigender Frequenz zu.

Im Schallstrahl unterscheiden wir ein Nahfeld und ein Fernfeld. Die höchste Echoinformation wird erzielt, wenn eine Struktur am Ende des Nahfeldes in der Achse des Schallbündels liegt. Dies ist auch der Bereich der optimalen Fokussierung (Abb. 4).

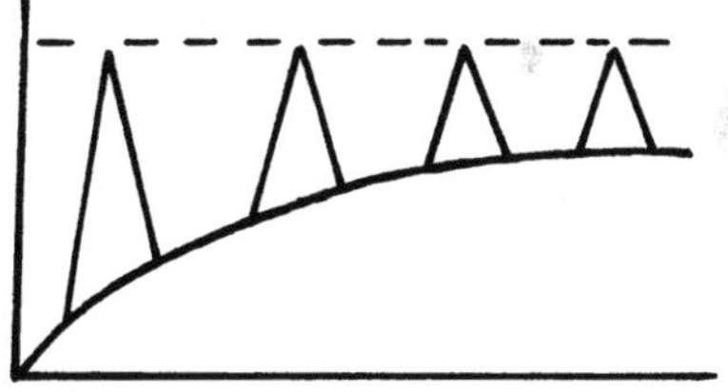

Abb. 3. Tiefenausgleich: Durch Verstärkung der tiefer eindringenden Echos wird eine gleichmäßige Amplitudenhöhe aller Echos erreicht

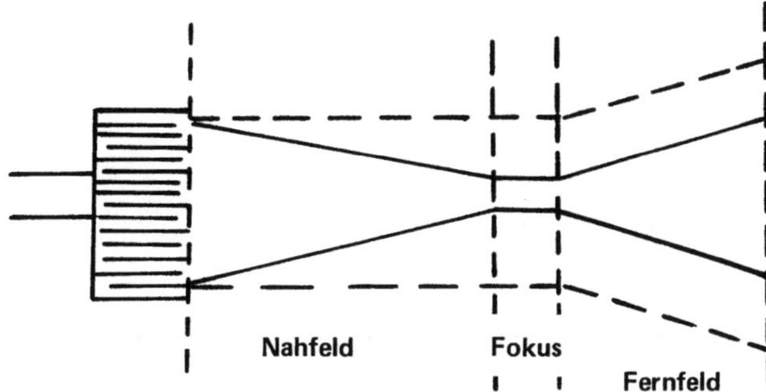

Abb. 4. Graphische Darstellung der Fokussierung des Schallstrahles mittels einer akustischen Sammellinse

Schallschattenbildung: Werden Schallwellen an einer akustischen Grenzfläche reflektiert und absorbiert, so können dahinter Schattenzonen auftreten. Besonders charakteristisch sind solche Schallschatten an Knochen, Konkrementen und Verkalkungen. Weit schwächer ausgeprägt sind Schallschatten bei Gasansammlungen.

Schallschatten treten auch an lateralen Zystenwandungen auf, und zwar durch Beugung des Schallstrahles zum besser leitenden Medium (Zysteninhalt) hin, auch „Brennglasphänomen" genannt (Abb. 5).

Leitstrukturen der Arthrosonographie

Die Verwendung einer Kontaktsubstanz zwischen Schallkopf und Körperoberfläche ist notwendig, um die totale Reflexion der sonst vorhandenen dünnen Luftschicht zwischen Schallkopf und Haut zu vermeiden.

Bei jeder Ultraschalluntersuchung an den Gelenken sollte systematisch vorgegangen und die Darstellung der einzelnen Strukturen in bestimmten Standardeinstellungen angestrebt werden. Hierbei spielt die Orientierung an den Oberflächen der Knochen sowie die Darstellung der großen Gefäße eine besondere Rolle. Sie sind die *Leitstrukturen* in der Arthrosonographie:

1. *Knöcherne Kontur:* als heller Reflexsaum mit anschließendem Schallschatten,
2. *Gefäße:* als echofreie tubuläre Strukturen
3. *Muskelgruppen:* als echoarme Fomationen, Muskelsepten bieten gefiederte oder geordnete Strukturmuster.
4. *Hyaliner Knorpel:* echoarmer bis echofreier Saum, der der stark reflexgebenden Knochenoberfläche unmittelbar vorgelagert ist.

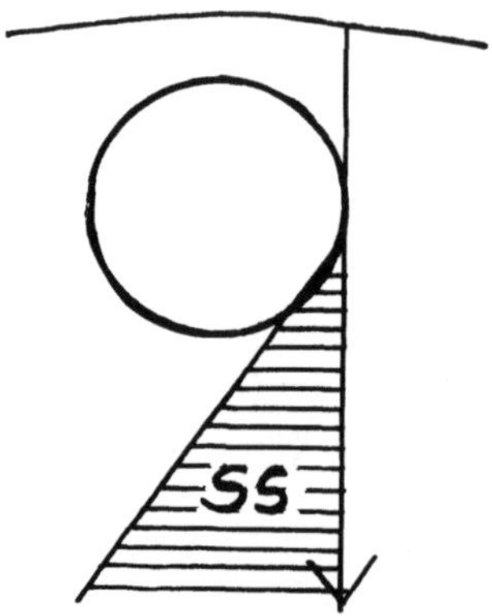

Beugeschatten an Zysten („Brennglasphänomen")

Abb. 5. Beugeschattenbildung. Durch Beugung der Echos zum Medium mit der höheren Schallleitungsgeschwindigkeit kommt es zur Bildung eines Schallschattens

Artefakte

Besonders wichtig ist die Kenntnis über Artefaktbildungen, die für eine sichere Bildbeurteilung unerläßlich ist. Artefakte sind systemimmanente Phänomene, die durch Korrektur der Geräteeinstellung nicht eliminiert werden können. Sie treten besonders häufig unterhalb der Knochenoberfläche auf.

Wiederholungsechos = Reverberationsartefakte

Werden Ultraschallwellen zwischen zwei oder mehr parallellaufenden Grenzflächen „eingefangen", so kommt es zu einer wiederholten Reflexion zwischen diesen Grenzflächen, wobei jeweils ein zunehmend abgeschwächter Echoimpuls zum Applikator zurückläuft. Das Gerät kann jedoch dieses „Einfangen des Schallstrahles" nicht als solches erkennen, sondern projiziert die parallellaufenden reflektierenden Grenzflächen als parallele, in die Tiefe gehende Strukturen. Je mehr parallellaufende Grenzflächen und je mehr Wiederholungen an diesen Grenzflächen stattfinden, desto mehr parallellaufende Echos erscheinen im Bild (Abb. 6a).

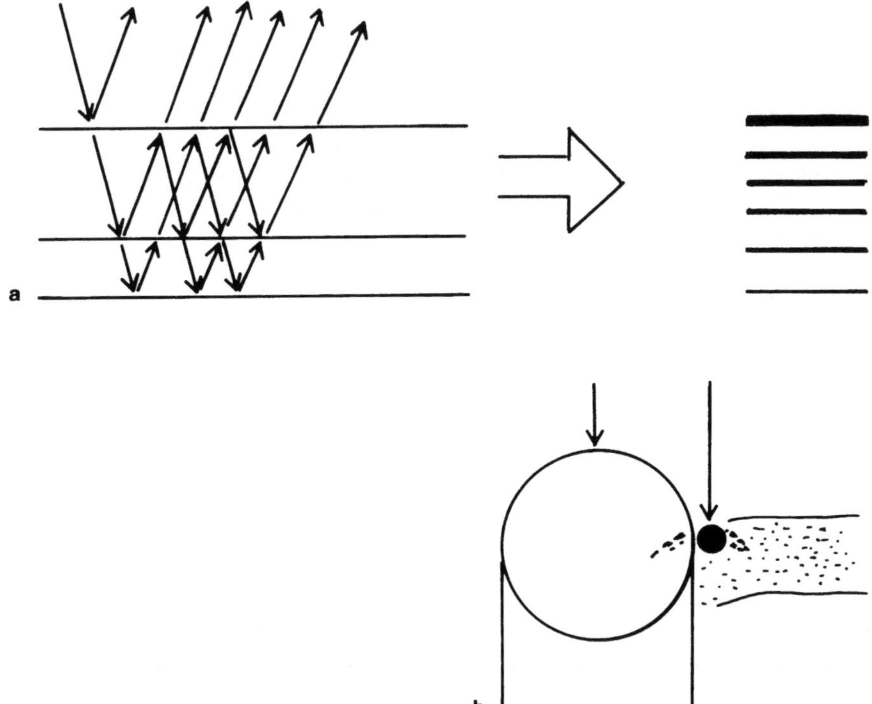

Abb. 6a, b. Synopsis der in der Arthrosonographie auftretenden Artefaktbildungen: **a** Wiederholungsechos = Reverberationsartefakte **b** Bogenartefakte = Hyperbelartefakte

Bogenartefakte = Hyperbelartefakte

Eine Echoreflexion an einer stark reflektierenden Grenzfläche zeigt nicht nur einen mittelständischen hellen Reflex, sondern hat durch „Nebenkeuleneffekte" kleinere Reflexstrukturen in der unmittelbaren Nachbarschaft, die in einem echofreien Medium besonders auffallen (Abb. 6b).

Akustisches Spiegelbild

Sehr starke ausgeprägte Grenzflächen zwischen 2 unterschiedlichen Medien können gleichsam einem Spiegel die Ultraschallwelle so reflektieren, daß es zu einem Spiegelbildeffekt kommt. Das heißt, das Ultraschallgerät ist nicht in der Lage, die Spiegelbildwirkung einer bestimmten Struktur als solche zu erkennen.

Dieses Phänomen wurde erstmals am Zwerchfell gesehen, das quasi einem Hohlspiegel gleicht. Defekte der Leber werden im Ultraschallstrahl so reflektiert, daß diese Läsion als virtuelles Bild hinter dem Diaphragma abgebildet wurde. Diese Erscheinung wurde erstmals von Cosgrove beschrieben und ist bislang nur in der Oberbauchsonographie aufgefallen. Der Vollständigkeit halber wird er hier mitaufgeführt (Abb. 7).

Besondere sonographische Phänomene in der Arthrosonographie

In der Arthrosonographie entstehen durch gekrümmten Verlauf von Sehnen und Knochen weitere sonographische Phänomene, deren Kenntnis Fehlinterpretationen vermeiden hilft.

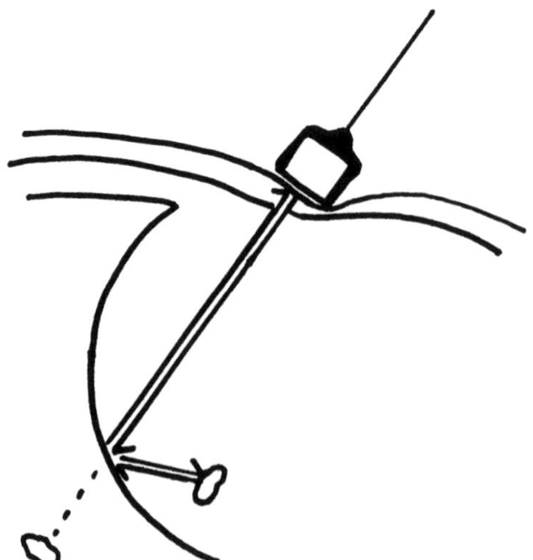

Abb. 7. Das akustische Spiegelbild. Das Ultraschallgerät ist nicht in der Lage die Spiegelbildwirkung der gekrümmten, stark reflektierenden Grenzfläche zu erkennen und projiziert das abzubildende Objekt spiegelbildgleich hinter der Grenzfläche.

Phänomen des „wandernden Reflexes“

Sehnen zeigen bei gekrümmtem Verlauf dort eine kräftige Reflexion, wo sie senkrecht vom Ultraschall getroffen werden. Im weiteren Verlauf wird durch Beugung und Brechung in der Krümmung des Sehnenverlaufs diese als echoarme, fast echofreie Struktur wiedergegeben. Daraus ergibt sich, daß bei statischer Untersuchung an einer gekrümmt laufenden Sehne diese unterschiedlich zur Darstellung kommt, nämlich dort, wo sie senkrecht vom Ultraschall getroffen wird, ist sie stark reflexgebend, und je mehr tangential sie getroffen wird, desto echoärmer ist sie.

Wird bei dynamischer Untersuchung eine Sehne unter dem Ultraschallstrahl bewegt, kommt es jeweils dort, wo die Sehne senkrecht vom Ultraschall getroffen wird, zur kräftigen Reflexion, d.h. der echoreiche Abschnitt „wandert“ mit den Schallstrahl mit.

Beispiel zu 1: ist die Darstellung der Sehnen des M. extensor digitorum longus bei Längsschnitt über oberem und unterem Sprunggelenk.

Beispiel zu 2: Darstellung der Supraspinatussehne am Schultergelenk unter gleichzeitiger Bewegung dieser Sehne.

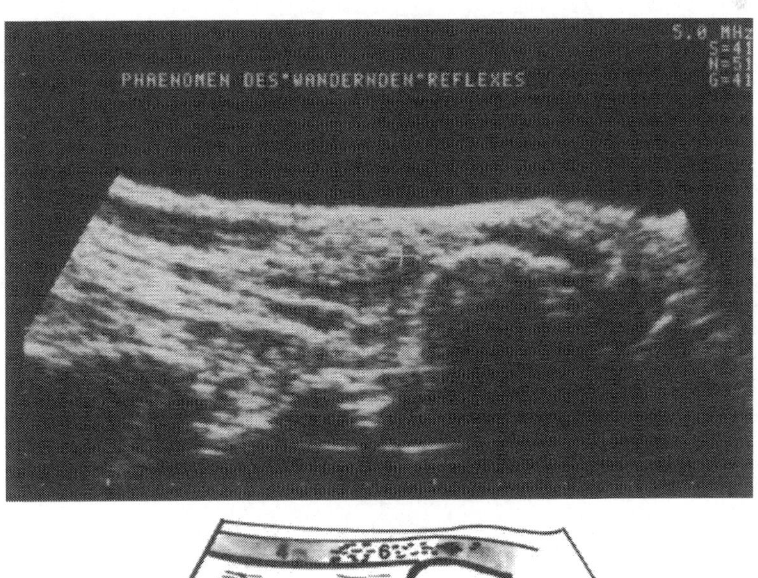

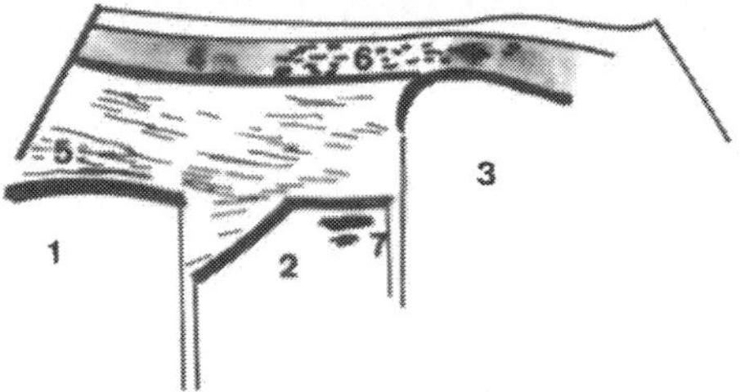

Abb. 8. Phänomen des „wandernden“ Reflexes über der Achillessehne und Reverberationsartefaktbildung an der Knochenoberfläche, Längsschnitt über der Achillessehne. **1** Tibia, **2** Talus, **3** Kalkaneus, **4** Achillessehne, **5** M. flexor hall. long., **6** Achillessehne mit sehr intensiver Reflexion (dieser Teil der Sehne wird vom Schallstrahl optimal d.h. im nahezu rechten Winkel getroffen), **7** Reverberationsartefaktbildung an der Talusoberfläche

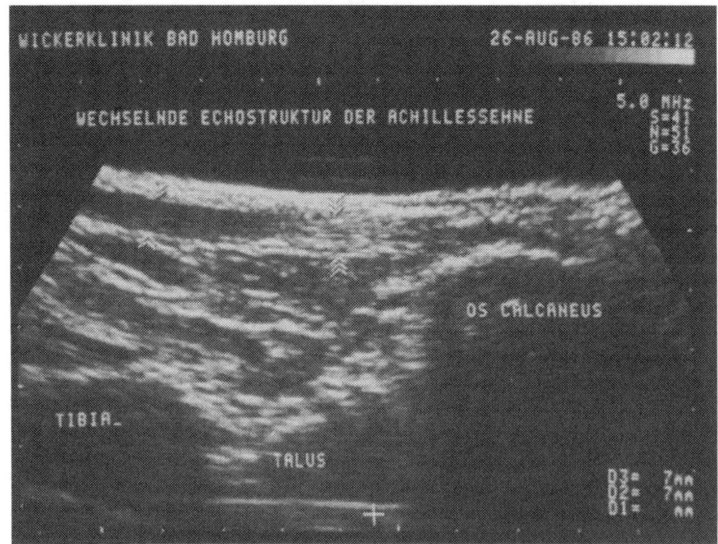

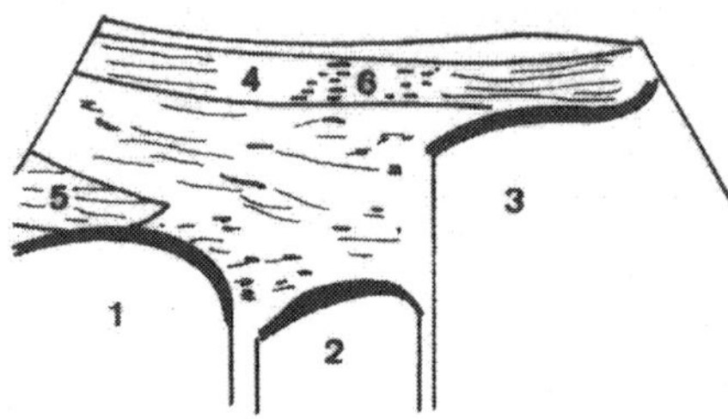

Abb. 9. Phänomen des „wandernden" Reflexes an der Achillessehne, Längsschnitt über der Achillessehne **1** Tibia, **2** Talus, **3** Os calcaneus, **4** Achillessehne, **5** M. flexor hallucis longus, **6** Achillessehne mit sehr starken Reflexionen an den Sehnenanteilen, da diese rechtwinklig vom Schallstrahl getroffen werden

Diese Phänomene der unterschiedlichen Reflexion ein und derselben organischen Struktur sind neu und spielen in der Arthrosonographie eine besonders wichtige Rolle (Abb. 8 und 9).

Phänomen der Pseudousur (Abb. 10)

Wird eine knöcherne Oberfläche, die stark gekrümmt verläuft, nahezu tangential vom Ultraschallstrahl getroffen, so kann das Fehlen der Reflexion an der Knochenoberfläche eine „Pseudousur" vortäuschen. Charakteristisch hierfür ist, daß der Ultraschall nicht in den Knochen eindringt und keine „Usurbasis" erkennbar ist. Dieses Phänomen wird besonders am Condylus femoris sowohl lateral als auch medial beobachtet. Man findet dann diese scheinbare Kortikalisunterbrechung am Übergang vom Femurschaft auf den Condylus femoris in der Nähe der paraossären Gelenktasche, wenn der Schallstrahl im Längsschnitt über das Kniegelenk von dorsal geführt wird. Diese Pseudousur ist leicht zu beseitigen, wenn

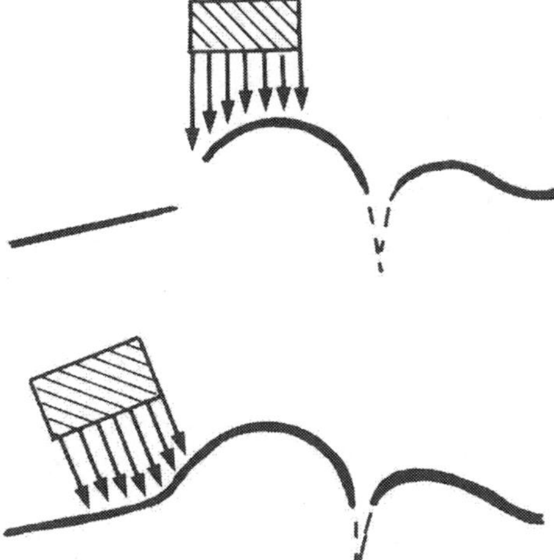

Abb. 10. Das Phänomen der „Pseudousur“

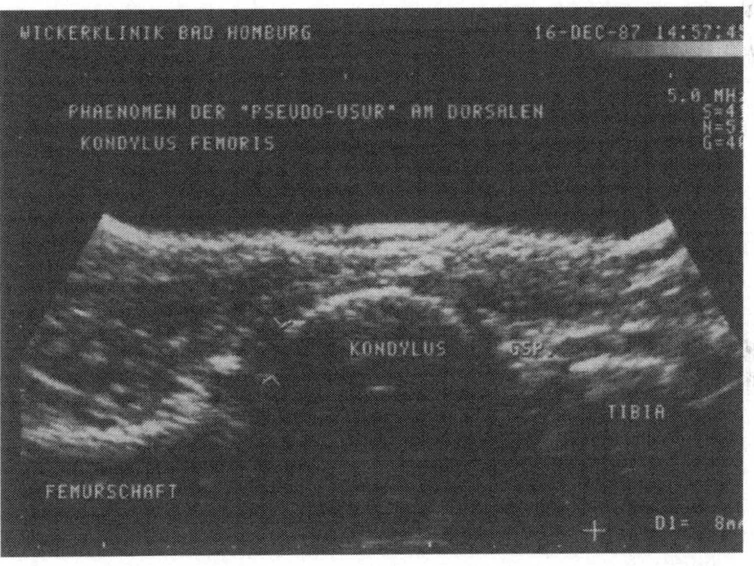

Abb. 11. Phänomen der Pseudousur am Beispiel des lateralen Kondylus femoris im dorsalen Längsschnitt: Unterbrechung der Kordikalisreflexion durch tangentiales Auftreffen des Schallstrahls

der Schallkopf etwas schräg in die paraossäre Gelenktasche eingeschwenkt wird. Sobald die Schallstrahlen diese Stelle nicht mehr tangential treffen, verschwindet die Pseudousur. Je mehr die Ultraschallwellen auf diese scheinbare knöcherne Läsion auftreffen, desto eher wird auch an dieser Stelle die Unversehrtheit der Knochenoberfläche erkannt.

Spezielle Probleme der Arthrosonographie

Bei der Arthrosonographie ergeben sich besondere Probleme:
1. Nur der orthograd getroffene Knorpelanteil, z. B. über dem Kondylus wird ausreichend gut abgebildet.
2. Strukturen, die parallel zur Strahlrichtung liegen, führen zu keiner ausreichenden Reflexion und können daher nicht abgebildet werden.
3. Wegen der Unregelmäßigkeiten ist die Entstehung von Streuechos an kleinen Knochen oder knöchernen Strukturen besonders groß.
4. Leider haben Sehnen, Bänder, Bindegewebe und Fettgewebe keinen ausreichenden Impedanzunterschied und können daher im Normalfall nicht separiert werden, es sei denn, Entzündungsvorgänge führen zur „Kontrastgebung", wie z. B. bei Tenovaginitis.

Befundbeschreibung

Nach wie vor ist die schriftliche Befunderhebung eine unumgängliche Verpflichtung. Sie sollte unter Nutzung einer inzwischen allgemein eingeführten Nomenklatur mit speziellen sonographischen Begriffen durchgeführt werden. Auch ist es sinnvoll, im Einzelfall die Beschreibung durch kurze Skizzierungen zu ergänzen.

Dennoch bleibt eine gewisse Subjektivität in der schriftlichen Befunderhebung unausweichlich und ist von der rhetorischen Gewandtheit des Beschreibers abhängig. Die Befunde sollten so gestaltet werden, daß
1. die Nomenklatur der verschiedenen Untersucher einheitlich ist,
2. der Befund ein Maximum an Information bei möglichst geringem Aufwand bietet.

Auch in der Arthrosonographie kommt es darauf an, besonders folgende Punkte eines Befundes zu beschreiben:
- die Lokalisation,
- die Kontur,
- die Form,
- die Struktur,
- (unter Einschränkung) eine Größenangabe.

Es muß möglich sein, einen bestimmten pathologischen Befund aufgrund dieser Beschreibung zu einem späteren Zeitpunkt wiederzufinden und seine eventuelle Veränderung zu erkennen.

Wegen der großen Variabilität der Geräteeinstellung ist die Beschreibung des Echomusters am schwierigsten. Unterschiedliche Geräteeinstellung führt zu unterschiedlichem Reflexionsbild. Daher ist eine Absprache über die standardisierte Einstellung notwendig. Da wir bei jedem Gelenk Gefäße mitabbilden können, sollten sie als Bezugspunkte einer standardisierten Einstellung dienen.

Bilddokumentation

Die Dokumentation der erhobenen Befunde ist eine unerläßliche Notwendigkeit. Leider ist es nicht möglich, die Schnittebenen für eine Dokumentation so exakt zu definieren, daß absolut vergleichbare Bilder zustandekommen. Daher sollte die Dokumentation so eingerichtet sein, daß möglichst viele bekannte und klar erkennbare topographische Bezugspunkte erfaßt werden.

Die Problematik der Bilddokumentation wird umgangen, wenn Videobandaufnahmen angefertigt werden. Sie haben den Vorteil, den vollen Umfang der Untersuchung unter Einbeziehung der Gelenkkinetik festzuhalten.

Es bieten sich folgende Dokumentationsmöglichkeiten an:

Einzelbildaufnahmen durch
- Sofortbildkamera,
- Videoprinter,
- Kleinbildkamera,
- Multiformatkamera.

Filmdokumentation durch
- Videoaufnahmen,
- Super-8-Filmaufnahmen.

Die Sofortbildkamera scheint derzeit durch den Videoprinter abgelöst zu werden, da letzterer einfacher zu handhaben, zeitsparender und kostengünstiger ist. Inwieweit sich möglicherweise Nachteile durch geringe Haltbarkeit der Bilder ergeben, ist derzeit noch offen.

Die Kleinbildkamera ist nach wie vor eine interessante Alternative, die allerdings den Nachteil hat, daß die Bilder nicht sofort verfügbar sind. Dafür bietet sie eine hohe Bildqualität.

Videoaufzeichnungen haben den Einsatz von Filmkameras weitgehend verdrängt, da sie ungleich kostengünstiger sind und eine sofortige Wiedergabe der Aufzeichnung ermöglichen. In der Arthrosonographie haben sie besonders hohen Stellenwert in der Dokumentation. Im Augenblick scheint der Einsatz von Videoaufzeichnungen in Verbindung mit Videoprintern eine ideale Kombination zur Befunddokumentation darzustellen.

Ergänzend sei noch auf die Möglichkeit von Dokumentationen mit Multiformatkameras mit Röntgenfilmplatten hingewiesen, die beim Vorhandensein einer Röntgenentwicklungsmaschine in Frage kommen.

Wie in anderen Untersuchungsbereichen der Sonographie gilt auch für die Arthrosonographie, daß zunächst die Befundbeschreibung zur wertfreien Befunderfassung durchgeführt werden sollte und erst unter Einbeziehung der Klinik und anderer Informationen eine Bewertung erfolgen darf.

In Anlehnung an die Oberbauchsonographie, aber auch andere Bereiche der sonographischen Untersuchung ist es sinnvoll, die Geräteeinstellung so zu wählen, daß sie mit diesen anderen Gebieten kompatibel ist. Das heißt, Gefäße sollten grundsätzlich echofrei (bis echoarm) sein. Eine Umkehr der Hell-Dunkel-Wiedergabe ist auch aus Gründen des visuellen Eindruckes nicht zweckmäßig.

Schultergelenk

Technik der Untersuchung

Die Schulter ist ein muskelstabilisiertes Gelenk, viele Erkrankungen gehen von Veränderungen des Weichteilmantels aus und führen über Störungen des muskulären Gleichgewichts zu einer Dysfunktion. Da das Schultergelenk außerdem von mehreren Seiten gut zugängig ist, bietet sich die sonographische Untersuchung zur Darstellung an.

Zur Untersuchung eignen sich 5- und 7,5-MHz-Schallköpfe. Es ist zweckmäßig, eine Wasservorlaufstrecke zu benutzen, da sonst, insbesondere bei dünnen Patienten, bei einigen Schnittführungen der Kontakt des Schallkopfes mit der Haut verloren geht und bei hautnahen Strukturen keine ausreichende Fokusierung zu erzielen ist.

Zur Untersuchung sitzt der Patient auf einem Hocker zwischen Untersucher und Ultraschallgerät bzw. Monitor. Der Oberarm des Patienten liegt dem Oberkörper an, das Ellenbogengelenk ist um 90° gebeugt (Abb. 12). Der Untersucher führt mit einer Hand den Schallkopf und hält mit der freien Hand den Unterarm des Patienten. Durch geführte Drehbewegung des Oberarmes lassen sich so bei fixiertem Schallkopf benachbarte Bereiche des proximalen Humerus und der umgebenden Weichteile unter den Schallkopf bringen. Bewegungsabläufe können kontrolliert und wiederholt werden. In einem ersten Untersuchungsgang wird ein sonoanatomischer Befund erhoben. Dabei wird die Schulter in verschiedenen Ebenen durchgemustert, wobei sich dorsal, lateral und ventral je 2 aufeinander senkrecht stehende Ebenen empfehlen. Die Strukturen werden auf sonographische Veränderungen überprüft. Es empfiehlt sich bei der Untersuchung ein schematisches Vorgehen, z. B. von dorsal über lateral nach ventral mit der Einstellung der entsprechenden Schnitte.

Die Einstellung der Schnittebenen sollte sich an knöchernen Leitstrukturen orientieren, da so für den Untersucher eine schnelle Orientierung möglich ist und vergleichbare Befunde dokumentiert werden können.

In einem 2. Untersuchungsgang wird eine Funktionsprüfung angeschlossen. Druck von dorsal auf den Oberarm ermöglicht eine Stabilitätsprüfung in dorsoventraler Richtung, die Stabilitätsprüfung in umgekehrter Richtung geschieht durch Zug am Oberarm nach dorsal. Bei Einstellung eines lateralen Vertikalschnittes kann durch Abduktion des Armes geprüft werden, ob große Verkalkungen oder knöcherne Veränderungen im Bereich des Tuberculum majus unter das Akromion gleiten oder dort anschlagen und so eine weitere Abduktion verhindern. Die Bestimmung des Retrotorsionswinkels des Oberarmkopfes wird am lie-

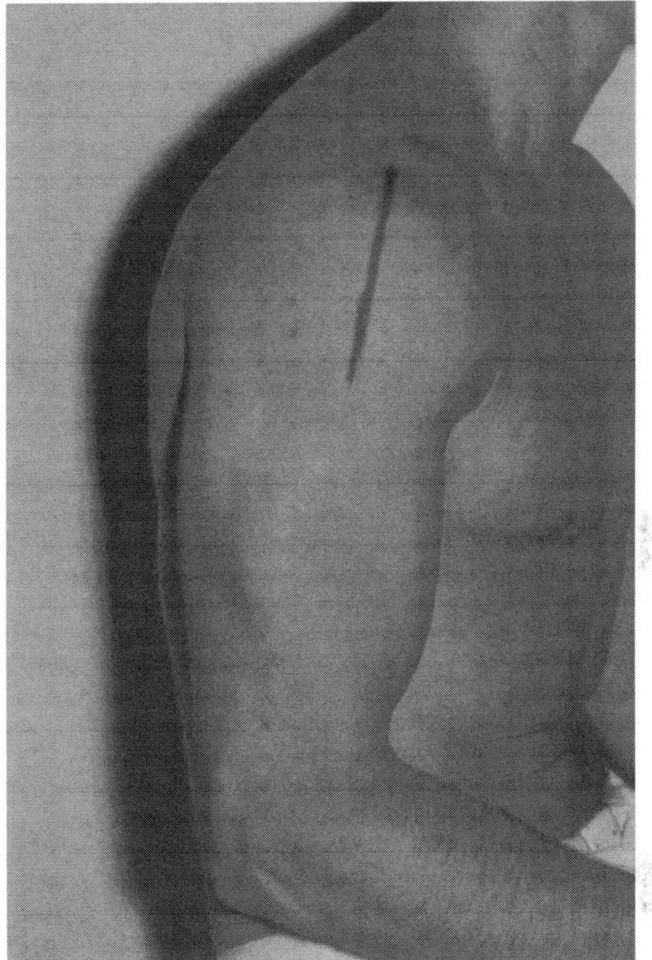

Abb. 12. Lagerung des Patienten zur Untersuchung der Schulter. Der Oberarm ist dem Thorax angelegt, das Ellbogengelenk 90° gebeugt. Die Untersuchung erfolgt von dorsal nach ventral

genden Patienten durchgeführt. Mit einer am Schallkopf befestigten Wasserwaage wird die horizontale Einstellung im Raum kontrolliert. Es wird ein ventraler Horizontalschnitt über dem proximalen Humerus angelegt. Der Oberarm des Patienten wird dabei solange gedreht, bis der Sulcus intertubercularis senkrecht eingestellt ist. Bei unveränderter Position des Oberarmes wird dann ein ventraler Schnitt in Höhe der Trochlea humeri angelegt. Aus beiden Schnitten ist die Retrotorsion bestimmbar.

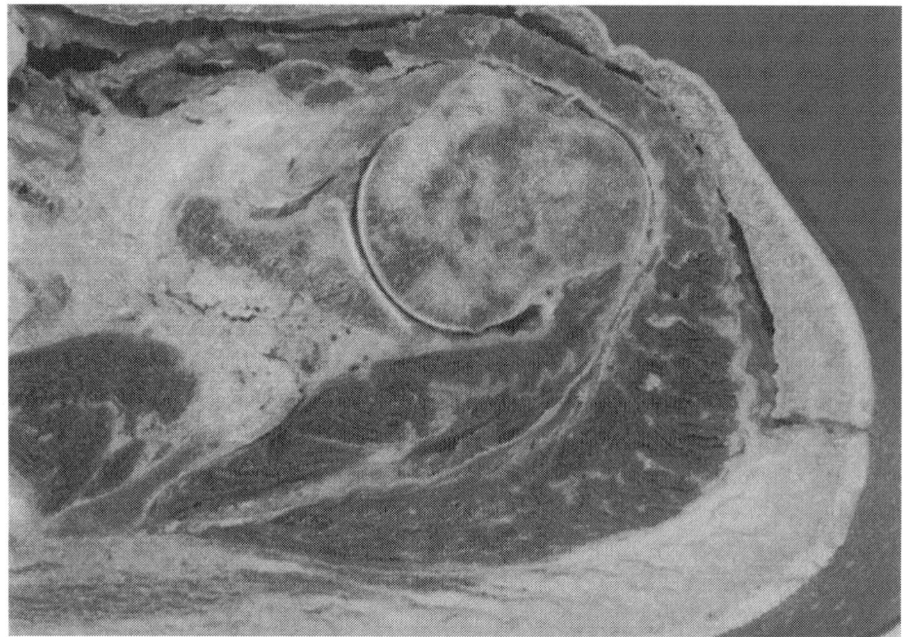

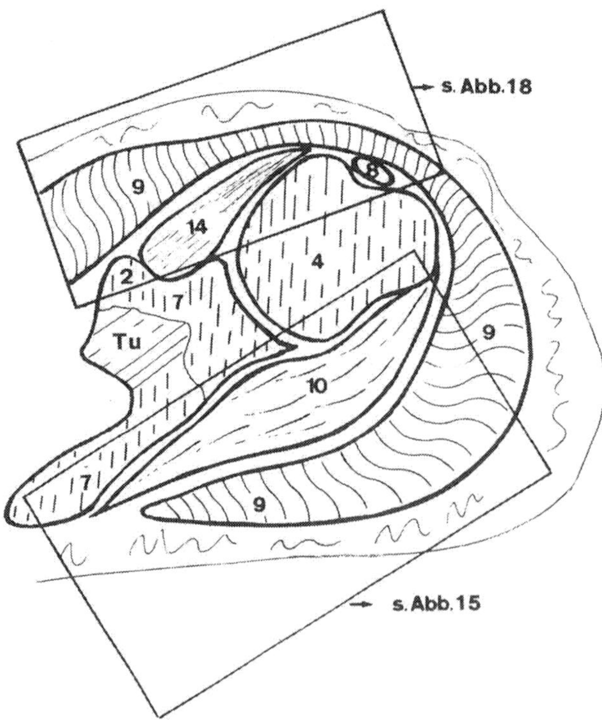

Abb. 13. Anatomischer Transversalschnitt durch eine rechte Schulter. In Höhe des Kollum liegt eine Tumormetastase **(Tu)**. **4** proximaler Humerus, **7** Skapula, **12** Processus coracoideus, **10** M. infraspinatus, **14** M. subscapularis, **9** M. deltoideus, **8** lange Bizepssehne im Sulcus intertubercularis

Normale sonographische Anatomie

Die sonographisch-anatomischen Verhältnisse am Schultergelenk werden dorsal, lateral und ventral in senkrecht aufeinander stehenden Ebenen dargestellt. Die wesentlichen anatomischen Strukturen sind in der folgenden Übersicht aufgeführt.

1. Akromion	8. lange Bizepssehne
2. Korakoid	9. M. deltoideus
3. Klavikula	10. M. infraspinatus
4. Humerus	11. M. teres minor
5. Tuberculum majus	12. M. supraspinatus
6. Tuberculum minus	13. Supraspinatussehne
7. Skapula	14. M. subscapularis

Die Strukturen werden je nach Lage des Schnittes längs oder quer getroffen. Als Leitstrukturen dienen die am Schultergelenk beteiligten Knochen, sie sollten bei der Untersuchung und Bilddokumentation in immer wieder gleicher oder vergleichbarer Form mit dargestellt werden. Dieses Vorgehen bietet für den Untersucher den Vorteil, daß eine schnelle Orientierung und Identifizierung der anatomischen Strukturen möglich ist und daß Befunde vergleichbar und überprüfbar werden. Die Lage der Schnitte am Patienten, die entsprechenden anatomischen Schnitte und die sonographische Darstellung der entsprechenden anatomischen Strukturen sind in den Abb. 13-20 wiedergegeben.

Die aufgeführten Schnittebenen sollten als Hauptschnittebenen verstanden werden, aus denen heraus eine flächendeckende Durchmusterung des Schultergelenkes möglich ist. Da dorsal, lateral und ventral immer 2 senkrecht zueinanderliegende Einstellungen erfolgen, können Artefakte gut erkannt werden.

Das Humeroskapulargelenk wird somit in 6 Schnittebenen durchgemustert. Das Akromioklavikulargelenk als wichtiges Schulternebengelenk wird in einer nahezu in der Frontalebene liegenden Schnittführung dargestellt und auf Verletzung oder degenerative Veränderungen hin beurteilt.

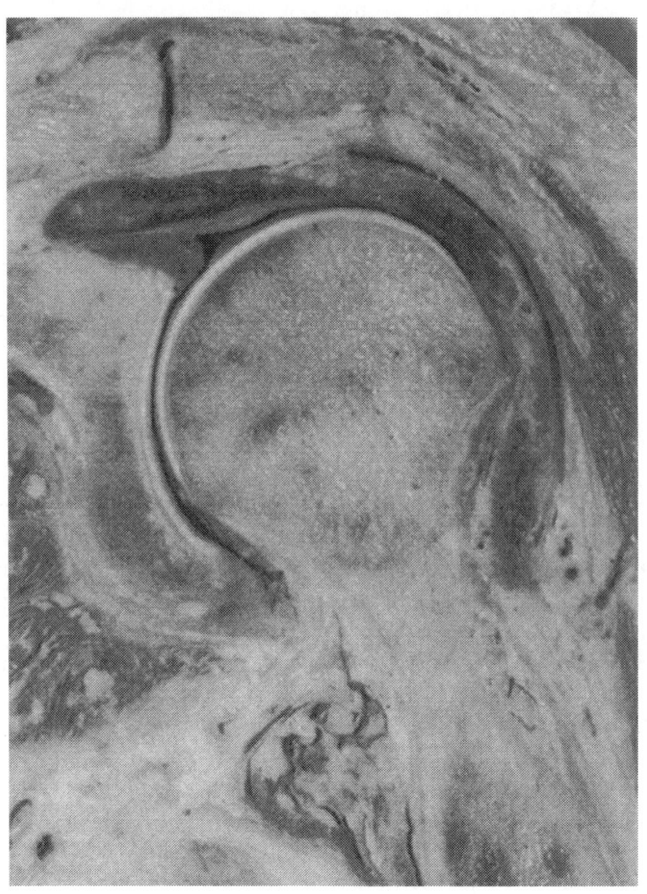

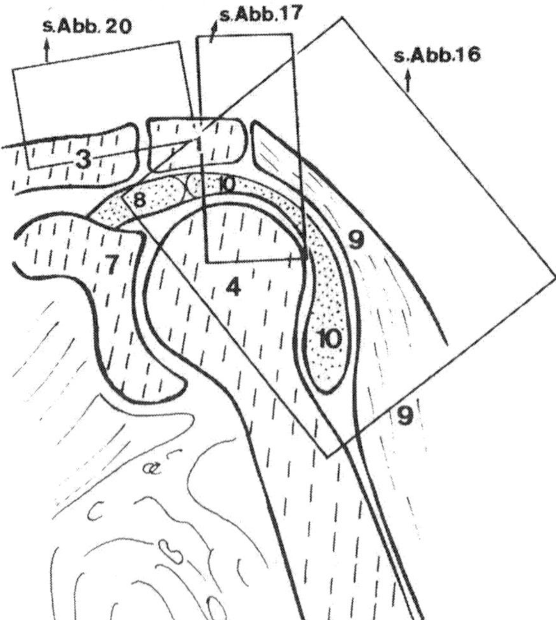

Abb. 14. Anatomischer Frontalschnitt durch die rechte Schulter. **1** Akromion, **3** akromiales Ende der Klavikula, **4** proximaler Humerus, **7** Skapula, **10** Außenrotatoren, **9** M. deltoideus

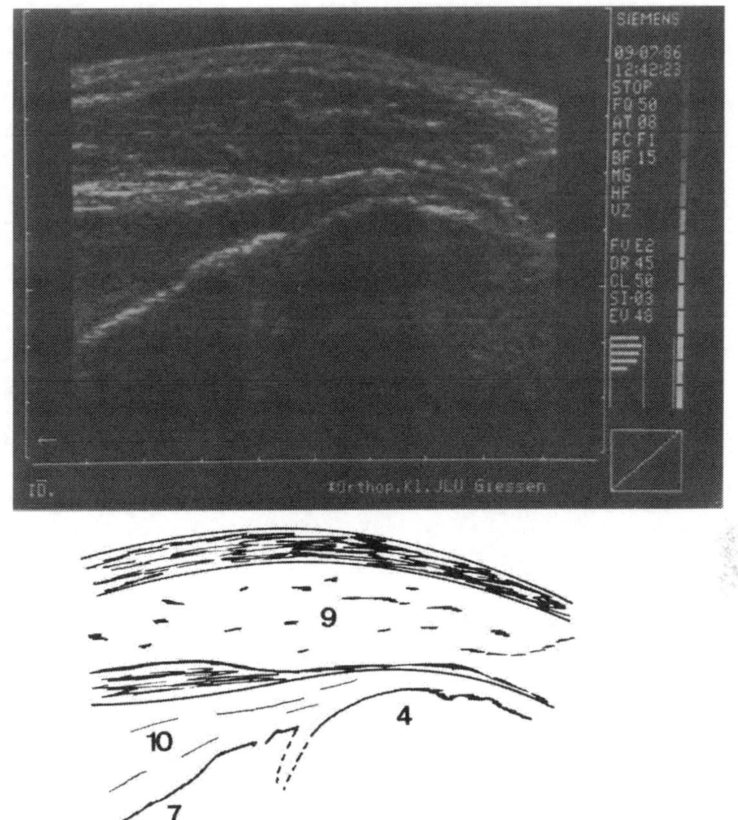

Abb. 15. Dorsaler Horizontalschnitt. Der Schnitt liegt in der Fossa intraspinata, die anatomischen Verhältnisse gibt Abb. 13 *(untere Bildhälfte)* wieder **7** Skapula, **4** proximaler Humerus, **10** M. infraspinatus (längsgeschnitten), **9** M. deltoideus (quergeschnitten).

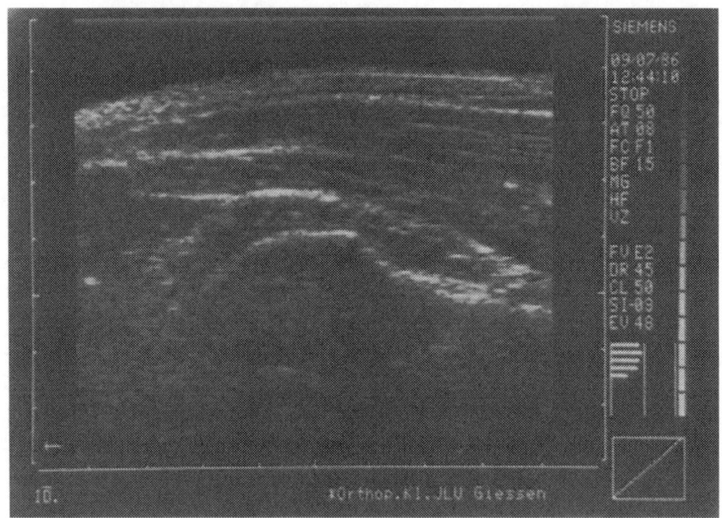

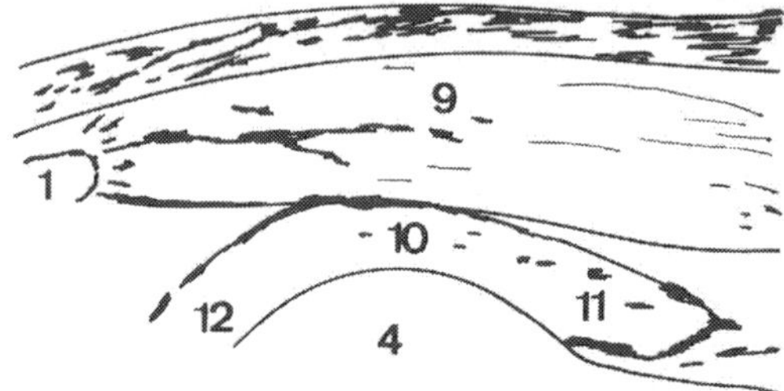

Abb. 16. Dorsaler Vertikalschnitt. In diesem dorsalen Schnitt werden bei Innenrotationsstellung des Oberarmes die Außenrotatoren (M. teres minor, M. infraspinatus, M. supraspinatus) in ihrem muskulären Teil quergeschnitten (s. Abb. 14). **1** Akromion, **4** Humerus, **11** M. teres minor, **10** M. infraspinatus, **12** M. supraspinatus, **9** M. deltoideus (längsgeschnitten)

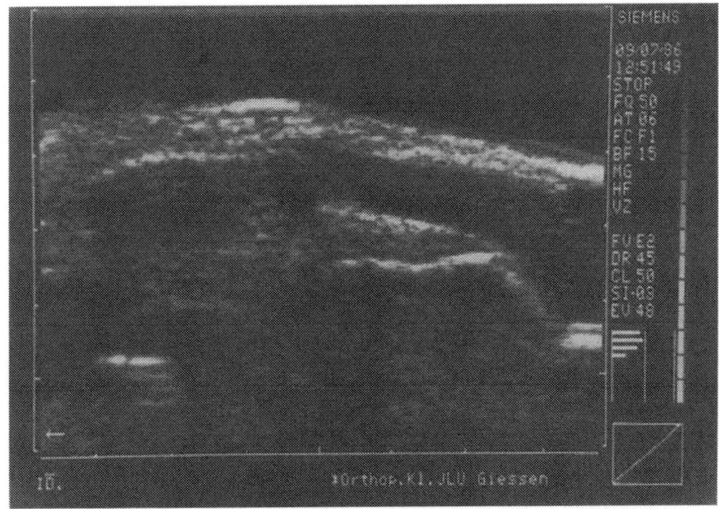

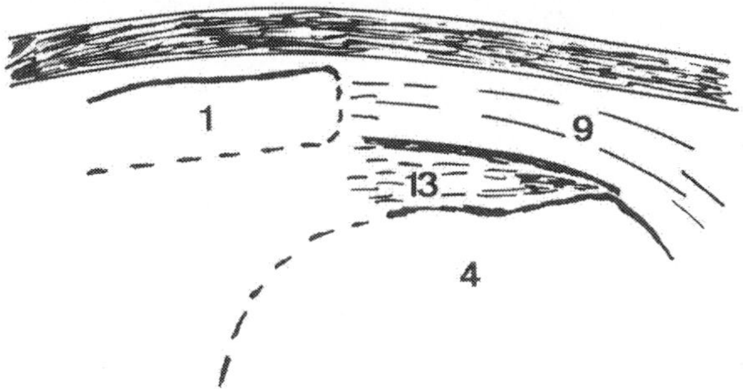

Abb. 17. Frontalschnitt. In diesem Schnitt wird die Supraspinatussehne dargestellt (s. Abb. 14). **1** Akromion, **4** proximaler Humerus, **13** Supraspinatussehne, **9** M. deltoideus (längsgeschnitten)

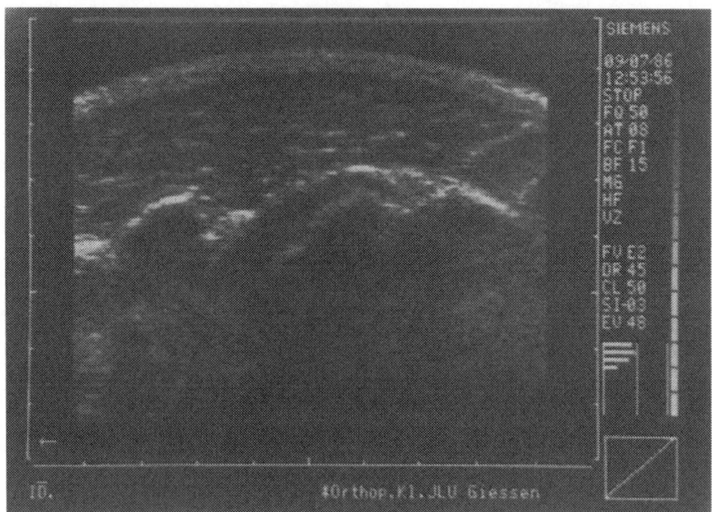

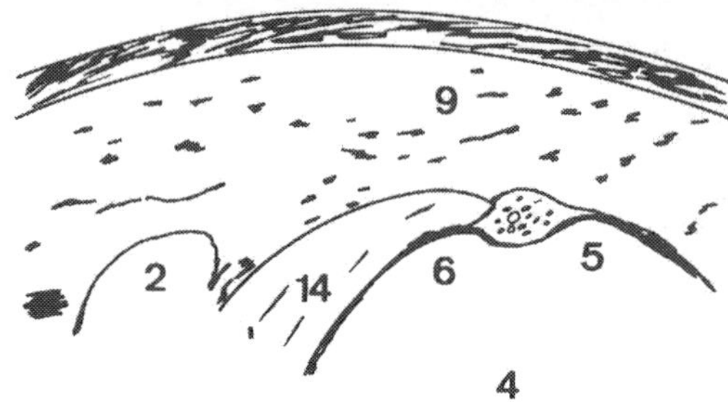

Abb. 18. Ventraler Horizontalschnitt (s. Abb. 13, obere Bildhälfte). **2** Processus coracoideus, **4** proximaler Humerus, **5** Tuberculum majus, **6** Tuberculum minus, **14** M. subscapularis, **9** M. deltoideus (quergeschnitten), **8** lange Bizepssehne (im Sulcus intertubercularis quergeschnitten)

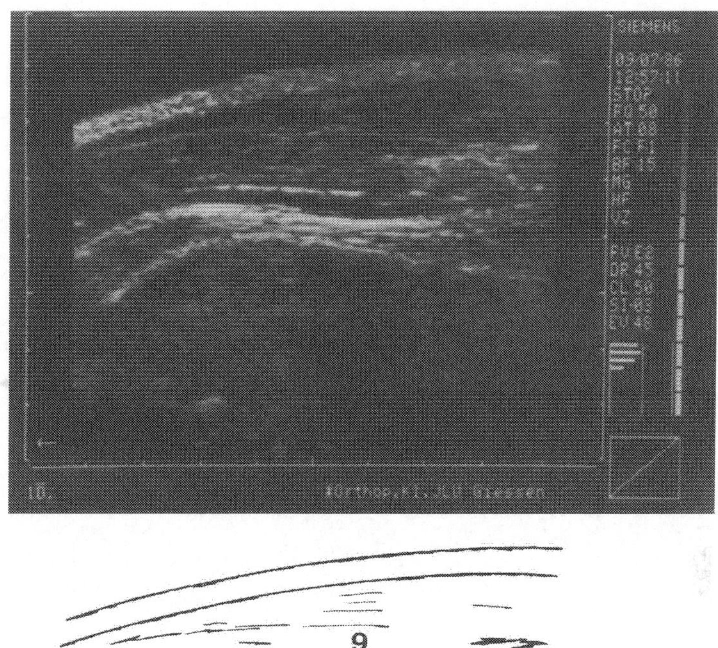

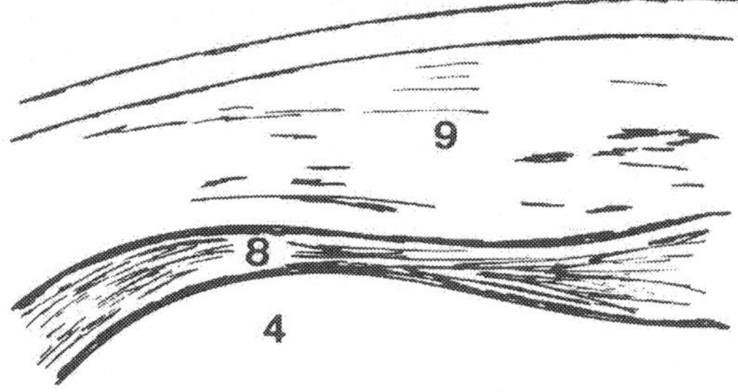

Abb. 19. Ventraler Vertikalschnitt. Der Schnitt liegt im Sulcus intertubercularis und dient der Darstellung der langen Bizepssehne. **4** proximaler Humerus, **8** lange Bizepssehne (längsgeschnitten), **9** M. deltoideus (längsgeschnitten)

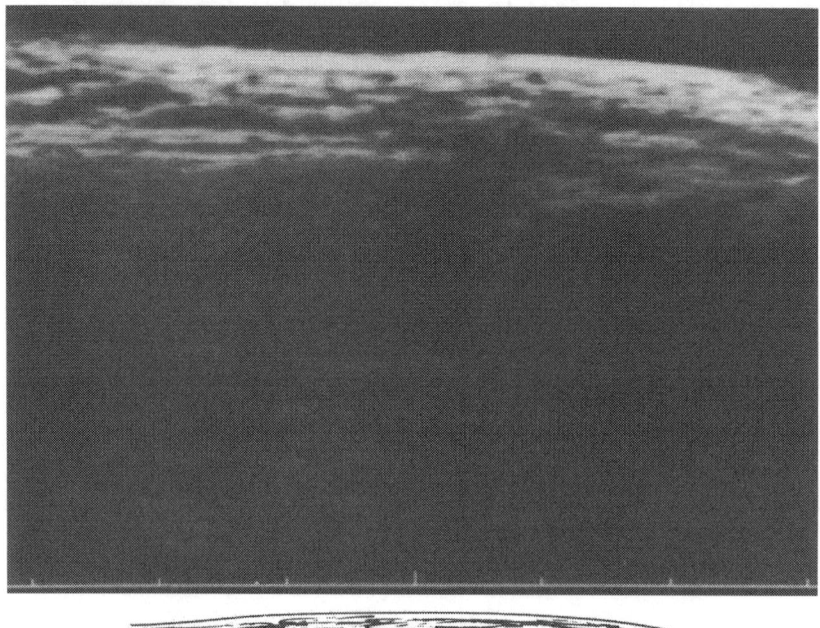

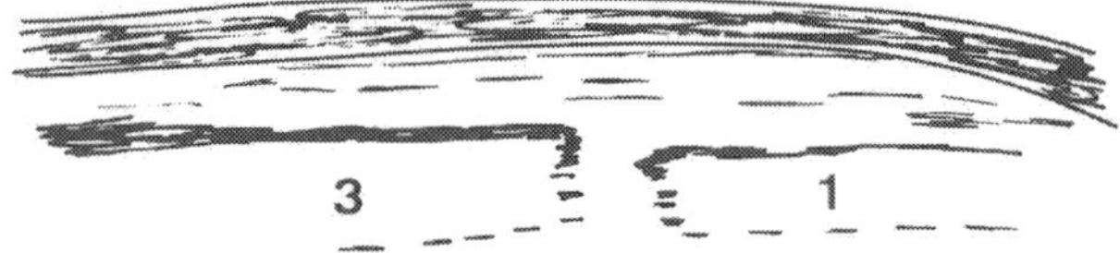

Abb. 20. Schnitt über dem Akromioklavikulargelenk (s. Abb. 14). **3** Akromiales Ende der Klavikula, **1** Akromion

Beurteilungskriterien

Die Schnitte sollten beurteilt werden auf

- ossäre Veränderungen,
- Veränderungen an der Gelenkhöhe und den Bursen,
- Veränderungen der Weichteilstrukturen,
- Störung des Bewegungsablaufs und der Stabilität und (bei Bedarf),
- Messung des Retrotorsionswinkels.

Ossäre Veränderungen treten auf als ossäre Defekte mit Unterbrechung der normalen äußeren Kortikalisbegrenzung z. B. bei Tumoren, bei knöchernem Ausriß der Supraspinatussehne, als Usuren bei Erkrankungen des rheumatischen Formenkreises (Abb. 21) und als Hill-Sachs-Dellen nach Schulterluxation (Abb. 22). Nach Frakturen können Stufen entstehen, die zur Behinderung des normalen Bewegungsablaufes führen (Abb. 23). Osteophytäre Randwülste entstehen bei Arthrose am Übergang vom Humeruskopf zum Tuberculum majus in Höhe des Collum anatomicum.

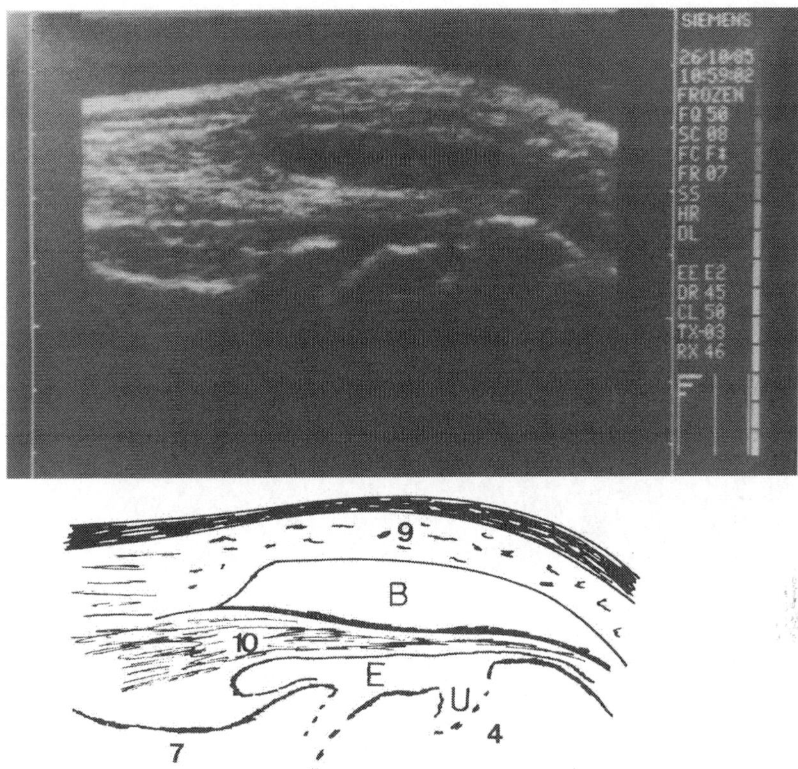

Abb. 21. Schultergelenkbefall bei rheumatoider Arthritis. Dorsaler Horizontalschnitt. Die dorsale Kontur des proximalen Humerus ist durch eine Usur **(U)** unterbrochen. Durch den Gelenkerguß **(E)** ist die Gelenkkapsel vorgewölbt. Es besteht gleichzeitig eine Auffüllung der Bursa subdeltoidea **(B)**. **7** Skapula, **4** proximaler Humerus, **10** M. infraspinatus, **9** M. deltoideus

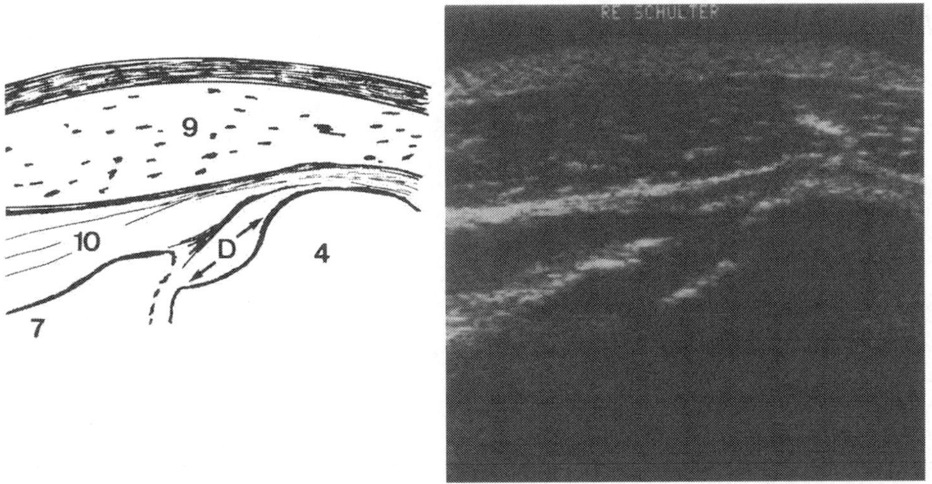

Abb. 22. Habituelle Schulterluxation rechts. Dorsaler Horizontalschnitt. Der Oberarm ist in Außenrotation gehalten, die Hill-Sachs-Delle **(D)** dreht sich in die Schultergelenkpfanne ein. **7** Skapula, **4** proximaler Humerus, **10** M. infraspinatus, **9** M. deltoideus

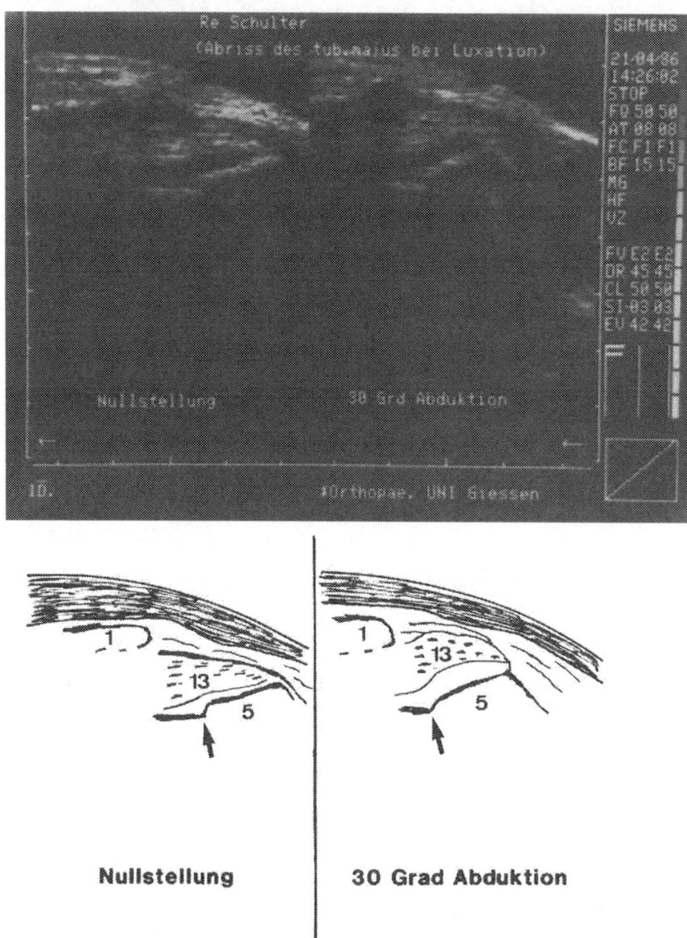

Abb. 23. In Fehlstellung verheiltes Tuberculum majus rechts nach Abrißfraktur bei Schulterluxation. Frontalschnitt. Das Tuberculum majus **(5)** ist in Fehlstellung angeheilt, so daß in der kranialen Kontur des proximalen Humerus eine Stufe entstanden ist **(Pfeil).** Bei Abduktion des Oberarmes *(rechte Bildhälfte)* wird die Supraspinatussehne **(13)** zwischen Tuberculum majus und Akromion **(1)** gequetscht, die weitere Abduktion im Humeroskapulargelenk ist behindert. **1** Akromion, **5** Tuberculum majus, **13** Supraspinatussehne

Veränderungen der Gelenkhöhle kommen am besten in den dorsalen Schnitten zur Darstellung. In der Regel sind es Vorwölbungen der Kapsel bei Gelenkergüssen. Von den Rezessus (axillärer ~, subskapulärer ~ und ~ der langen Bizepssehne) ist nur der Rezessus der langen Bizepssehne beurteilbar (s. Abb. 25). Er ist bei Ergüssen mit aufgefüllt, wobei der Erguß bei rheumatischen Erkrankungen oft echoreich infolge Fibrinablagerung ist.

Veränderungen der Bursen kommen oft mit Gelenkergüssen kombiniert vor. Häufigste Ursachen sind Erkrankungen des rheumatischen Formenkreises. Gelegentlich kommt es auch nach Luxation oder anderen Verletzungen zu Begleitergüssen.

Besonders die Bursa subdeltoidea zeigt eine große Formenvielfalt. Sie kann nach ventral bis zum Sulcus intertubercularis reichen und dorsal bis weit auf die Skapula (Abb. 24). Nach kranial setzt sie sich übergangslos in die Bursa subacromialis fort. Bei Ergüssen in der Bursa subacromialis ohne gleichzeitigen Erguß der Bursa subdeltoidea bildet sich ein dreieckförmiger Spalt zwischen Unterrand des M. deltoideus und Supraspinatussehne, der im lateralen Vertikalschnitt gut zu sehen ist.

Die Bursa coracobrachialis wird ventral im Horizontal- und Vertikalschnitt dargestellt. Sie liegt dem M. subscapularis auf und dehnt sich vom Korakoid ausgehend nach lateral aus, wobei sie bis über den Sulcus intertubercularis reichen kann. Im Vertikalschnitt muß darauf geachtet werden, ob zwischen langer Bizepssehne und Bursa eine schmale echoreiche Struktur (der Gelenkkapsel entsprechend) liegt. Durch diese Struktur lassen sich im ventralen Vertikalschnitt Ergüsse im Rezessus der langen Bizepssehne (Abb. 25) von einer Bursitis coracobrachialis trennen (Abb. 26). Erkrankungen des rheumatischen Formenkreises sind die häufigste Ursache einer angefüllten Bursa coracobrachialis. Als weitere Ursachen

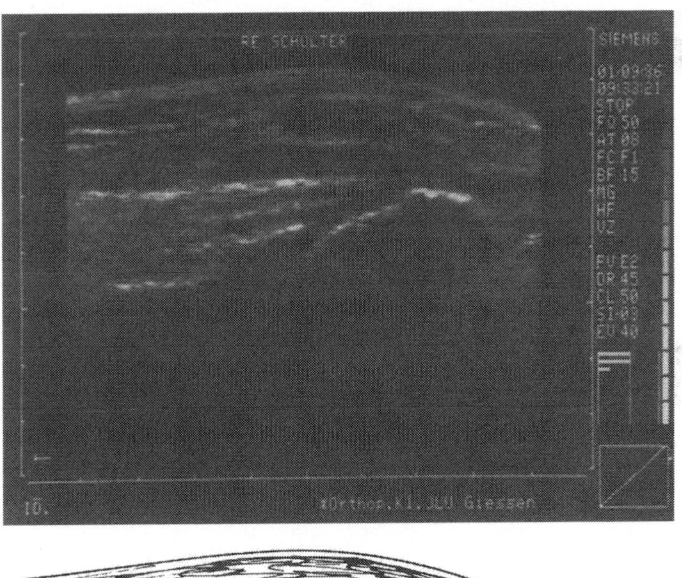

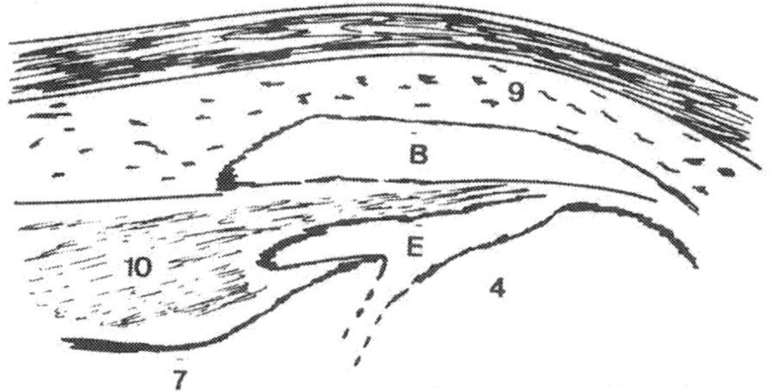

Abb. 24. Schultergelenkbefall bei rheumatoider Arthritis. Dorsaler Horizontalschnitt. Durch die rheumatoide Arthritis ist es zu einem Gelenkerguß **(E)** und einer Aufweitung der Bursa subdeltoidea **(B)** gekommen. Die dorsale Kontur des proximalen Humerus ist nicht durch Usuren unterbrochen. **7** Skapula, **4** proximaler Humerus, **10** M. infraspinatus, **4** M. deltoideus

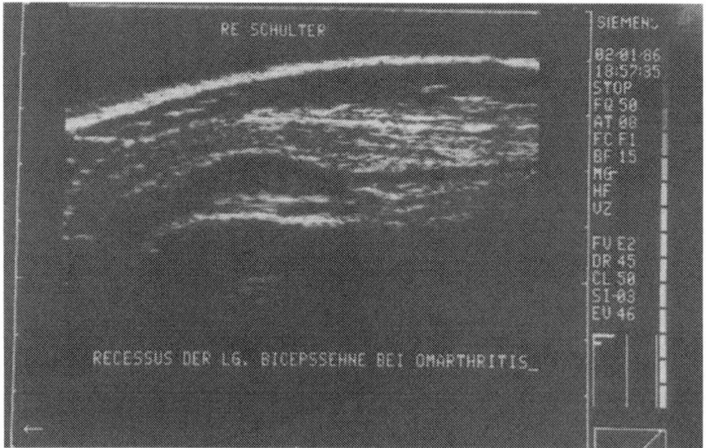

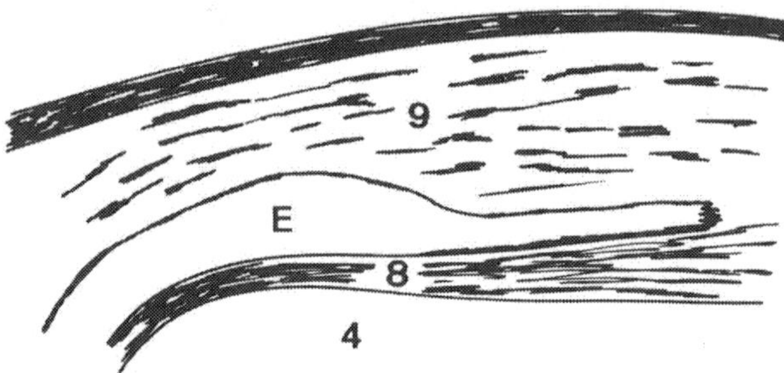

Abb. 25. Schultergelenkbefall bei rheumatoider Arthritis. Ventraler Vertikalschnitt. Durch den Schultergelenkerguß **(E)** ist der Recessus der langen Bizepssehne aufgefüllt. **4** proximaler Humerus, **8** lange Bizepssehne, **9** M. deltoideus. Zur Abgrenzung langen Bizepssehne und Erguß in der Bursa coracobrachialis s. auch Abb. 27

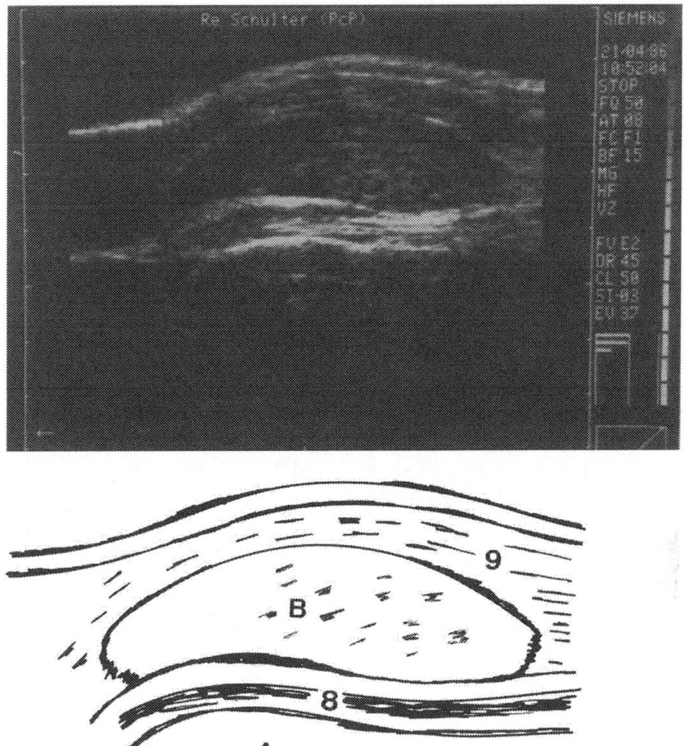

Abb. 26. Schultergelenkbefall bei rheumatoider Arthritis. Ventraler Vertikalschnitt. Bei der Patientin besteht kein wesentlicher Gelenkerguß. Die Bursa coracobrachialis **(B)** ist von echoarmem Material mit Binnenstruktur aufgeweitet. Die Bursa ist durch eine Bindegewebsschicht, die sich echoreich darstellt, vom Recessus der langen Bizepssehne getrennt (s. auch Abb. 25). **4** proximaler Humerus, **8** lange Bizepssehne, **9** M. deltoideus

kommen Verletzungen des M. subscapularis in Betracht sowie Schultergelenkergüsse allgemein, da die Bursa coracobrachialis häufig mit dem Gelenk kommuniziert.

Veränderungen der Weichteile betreffen die Muskeln und Sehnen des Schultergelenks.

Bei Traumen kommt es zu Zerreißungen mit Kontinuitätsunterbrechung einer Struktur oder bei knöchernen Ausrissen zu ossären Defekten mit Verlagerung des Abrißfragmentes. Frische Rupturen sind meist von blutigen Ergüssen, die sich in benachbarten Bursen und im Gelenk ausbreiten, begleitet (s. Abb. 39). Auch ältere Rupturen der Rotatoren können infolge gestörter Gelenkfunktion zu einem Reizerguß führen.

Degenerative Veränderungen betreffen in der Regel die sehnigen Muskelanteile und hier wiederum besonders häufig die Supraspinatussehne. Sonographisch entsprechen sie echoreichen Strukturveränderungen, die von echoarmen Randzonen umgeben sind und sie gegen unverändertes echoreiches Sehnengewebe abgrenzen (s. Abb. 31). Bei großen degenerativ veränderten Herden können diese Randzonen den gesamten Sehnenquerschnitt durchziehen.

Die Stabilitätsprüfung sollte vergleichend an beiden Schultergelenken durchgeführt und die Stufenbildung in Verbindung mit klinischen Beschwerden beurteilt werden (Abb. 27). Die Streuung der Werte ist groß und die Stabilität der Schulter entspricht dem übrigen Bindegewebshabitus des Patienten. So sind Stufenbildungen von 5 mm bei sonst bindegewebsschwachen und bandinstabilen Patienten nicht pathologisch, während sie bei bindegewebsstraffen Patienten Krankheitswert haben können, insbesondere dann, wenn Instabilitätsgefühl besteht oder gleichzeitig Weichteilverletzungen vorliegen.

Für Funktionsprüfungen eignet sich die sonographische Untersuchung besonders, da Bewegungsabläufe von Weichteilen sichtbar gemacht werden können. Im dorsalen Horizontalschnitt kann kontrolliert werden, ob sich eine Hill-Sachs-Delle bei Außenrotation in die Skapula einstemmt und so eventuell bei erneuter Innenrotation der Humeruskopf über den vorderen Pfannenrand herausgehebelt wird.

Bei Abrißfrakturen des Tuberculum majus kommt es zu einer Stufe in der Kontur des proximalen Humerus, die bei Abduktion am Akromion anschlagen kann und so die weitere Abduktion behindert (s. Abb. 23).

Die Retrotorsionswinkelbestimmung ermöglicht es, Abweichung von der Norm zu erkennen. Sie ist bei der Planung operativer Eingriffe bei Schulterluxationen notwendig sowie bei Korrekturosteotomien nach in Fehlstellung verheilter Frakturen (s. Abb. 41).

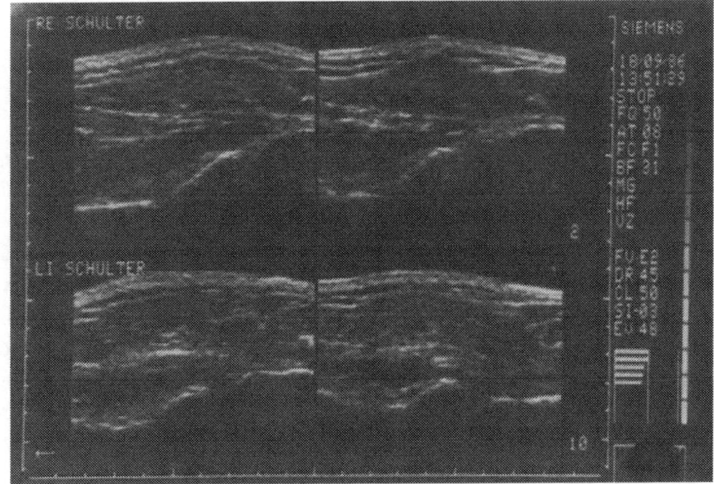

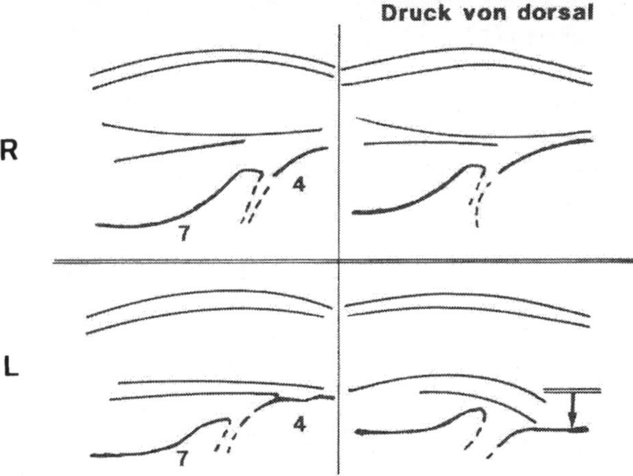

Abb. 27. Instabilität der linken Schulter bei ausgedehnter Rotatorenmanschettenruptur. Funktionsaufnahmen im dorsalen Horizontalschnitt. An der verletzten linken Schulter *(untere Bildhälfte)* wird durch Druck von dorsal der proximale Humerus **(4)** nach ventral verschoben. Die unverletzte rechte Seite ist zum Vergleich dargestellt, hier führt etwa gleicher Druck zu keiner wesentlichen Dislokation. **4** proximaler Humerus, **7** Skapula

Krankheitsbilder

Rheumatoide Arthritis (s. Abb. 21, 24-26)

Bei Befall des Schultergelenks macht die rheumatoide Arthritis Veränderungen, die durch ossäre Defekte (Usuren) und durch die entzündlich proliferative Synovialitis (Gelenkerguß, Bursitis) geprägt sind. Usuren stellen sich vorwiegend in den dorsalen und ventralen Schnitten dar. Die Darstellung in 2 Ebenen ist besonders dorsal wichtig, da bei einem ausgeprägtem Collum anatomicum Verwechslungsmöglichkeiten bestehen. Eine isolierte Omarthritis ohne Beteiligung der Bursen führt zur Vorwölbung der dorsalen Kapsel und zur Aufweitung des Rezessus der langen Bizepssehne. Besteht eine Verbindung zur Bursa coracobrachialis, wird diese mit aufgefüllt. Die Bursa subdeltoidea kann bis weit nach dorsal auf die Skapula reichen.

Supraspinatussyndrom (Abb. 28-31)

Im lateralen Vertikalschnitt läßt sich die Sehne als echoreiches Dreieck über dem proximalen Humerus liegend darstellen. Durch Rotation des Armes kann die Sehne unter dem Schallkopf hindurchgedreht und bei senkrechter Anschallung durchgemustert werden.

Im lateralen Horizontalschnitt und bei Schnitten über dem sog. korakoakromialen Fenster bestehen durch den bogenförmigen Verlauf der Supraspinatussehne entlang des proximalen Humerus unterschiedliche Reflexionsverhältnisse. Der Bereich der Sehne, der dem Schallkopf am nächsten liegt, und senkrecht angeschnallt wird, erscheint echoreich, während die seitlich davon liegenden Anteile einen zunehmend schrägen Verlauf zu den einfallenden Schallwellen haben und entsprechend echoarm dargestellt werden. Die Beurteilung der Supraspinatussehne auf Strukturveränderungen wird durch diesen „Bogeneffekt" erschwert. (Bei den Standardschnitten wurden sie daher nicht angegeben, sie dienen der Überprüfung von Befunden, die im Frontalschnitt erhoben wurden.)

Die echoarmen Randbereiche großer degenerativer Veränderungen und die echoarmen Bänder von Rotatorenmanschettenrupturen ohne Retraktion sehen sonographisch gleich aus (s. Abb. 32).

Da in großen degenerativ veränderten Bezirken häufig auch echodichte Verkalkungen vorkommen, die zur Schallauslöschung an der proximalen Humeruskontur führen, wird hierdurch eine Unterscheidung möglich.

Mit zunehmendem Alter treten häufiger degenerative Veränderungen in den distalen Anteilen der Supraspinatussehne auf. Sie entsprechen sonographisch echoreichen Strukturen, die von einem echoarmen Hof umgeben sind. Kalkreiche degenerativ veränderte Bereiche führen zu einer Schallauslöschung mit Schallschatten (Abb. 28 und 29).

Die Schallauslöschung durch große echodichte Strukturveränderungen führt zu einer Unterbrechung der Humeruskontur (Abb. 29).

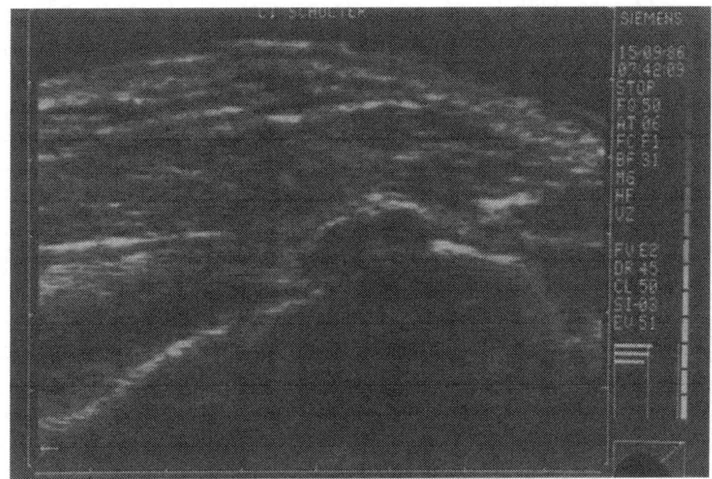

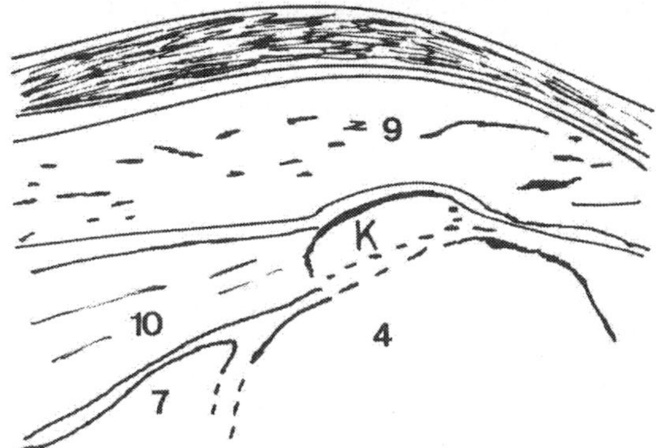

Abb. 28. Supraspinatussyndrom. Dorsaler Horizontalschnitt. Es liegen mehrere Verkalkungen im Verlauf der Außenrotatoren vor (s. Abb. 30). Die im M. infraspinatus **(10)** gelegene Verkalkung **(K)** führt zur Schallauslöschung an der daruntergelegenen dorsalen Kontur des proximalen Humerus **(4)**. 7 Skapula, 9 M. deltoideus

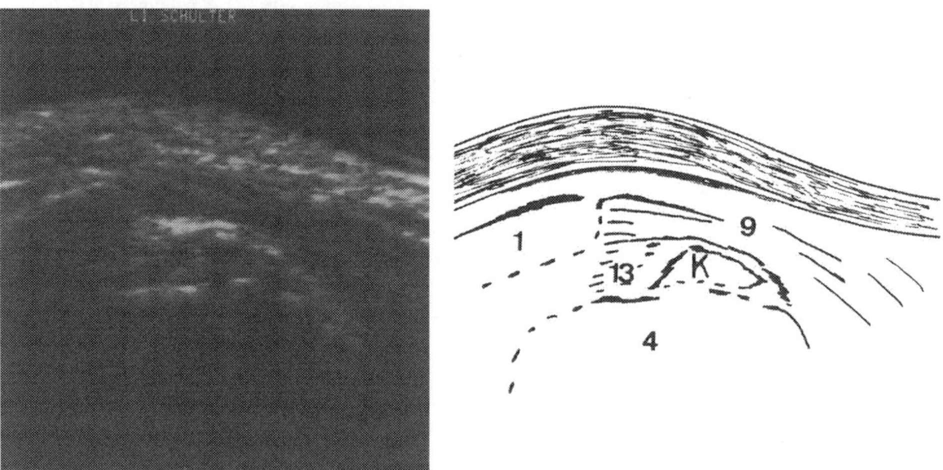

Abb. 29. Gleicher Patient wie Abb. 28. Frontalschnitt. Die in der Supraspinatussehne **(13)** gelegene große Verkalkung **(K)** führt zur Schallauslöschung an der daruntergelegenen kranialen Kontur des proximalen Humerus **(4).** Der medial der Verkalkung anliegende echoarme Saum darf nicht mit einer Rotatorenruptur verwechselt werden (s. auch Abb. 32). **1** Akromion, **9** M. deltoideus

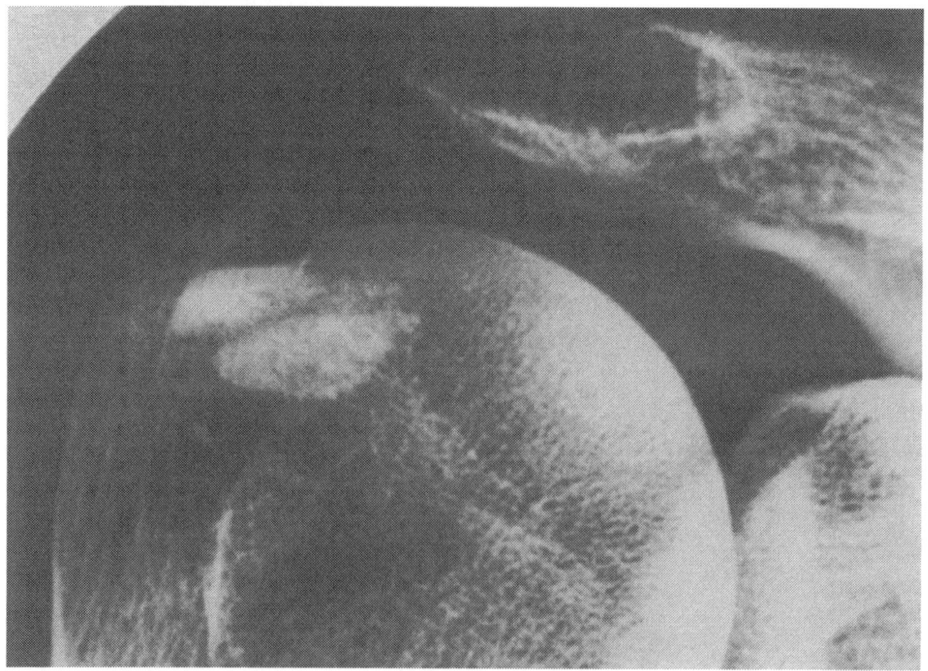

Abb. 30. Röntgenbefund zu Abb. 28 und 29. Die Verkalkungen liegen perlschnurartig in den Außenrotatoren. Betroffen sind die Supraspinatussehne und der M. infraspinatus

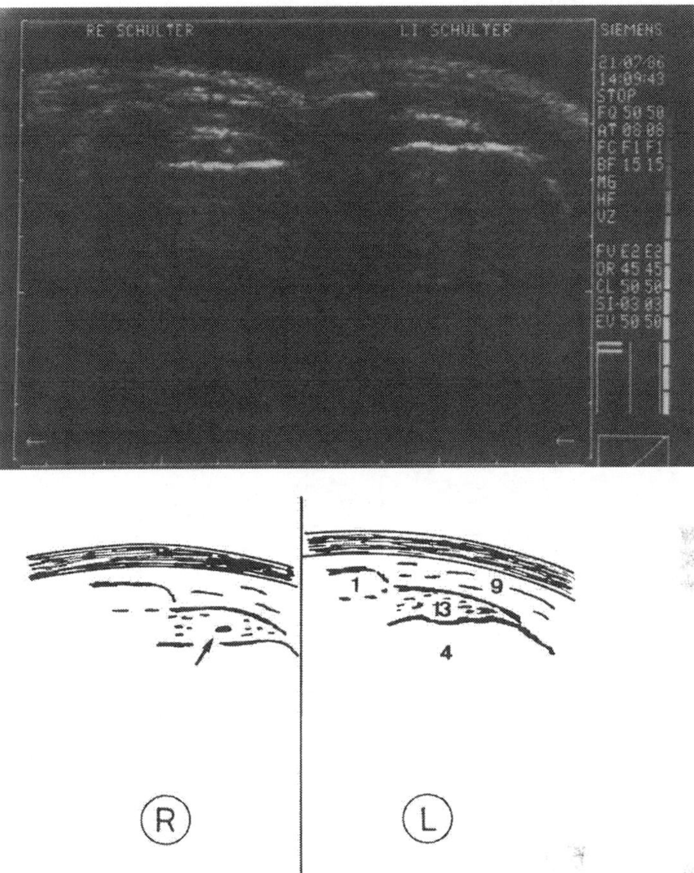

Abb. 31. Supraspinatussyndrom. Frontalschnitt. In der Supraspinatussehne **(13)** der betroffenen rechten Seite liegt eine echoreiche Strukturveränderung **(Pfeil)** die von einem echoarmen Hof umgeben ist. Die Strukturveränderung führt an der kranialen Kontur des proximalen Humerus zu keiner Schallauslöschung. Die nicht erkrankte linke Seite ist zum Vergleich dargestellt. **1** Akromion, **4** proximaler Humerus, **13** Supraspinatussehne, **9** M. deltoideus

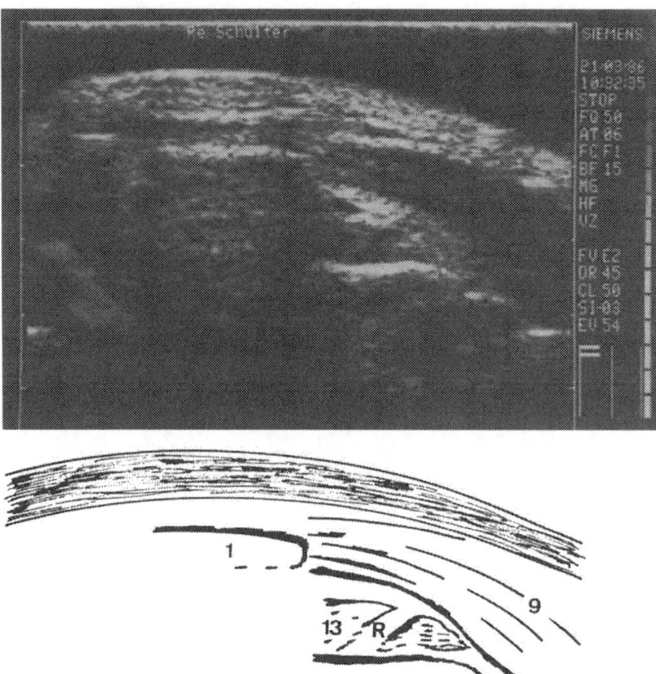

Abb. 32. Rotatorenmanschettenruptur ohne Retraktion. Frontalschnitt. Die echoreiche Supraspinatussehne **(13)** ist von einem echoarmen Band **(R)** durchzogen. Diese echoarme Struktur entspricht einem Supraspinatussehnenriß (s. auch Abb. 36). Die die Supraspinatussehne durchsetzenden echoarmen Bänder treten auch an den Randbereichen großer Verkalkungen auf (s. Abb. 29). Differentialdiagnostisch wichtig ist die kraniale Kontur des proximalen Humerus, die bei großen degenerativen Verkalkungen durch Schattenbildung meist unterbrochen ist, während sie bei Rupturen als durchgehende reflexreiche Linie erhalten bleibt. **1** Akromion, **4** proximaler Humerus, **9** M. deltoideus

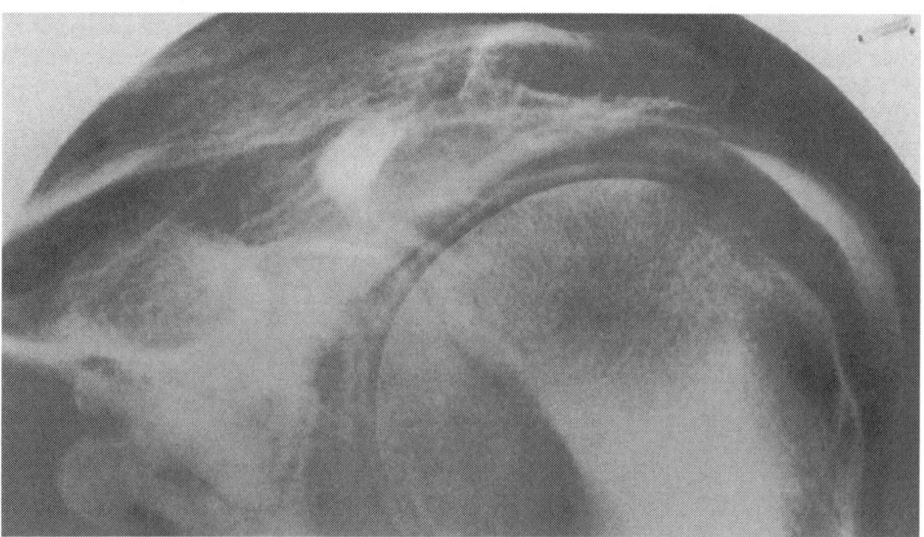

Rotatorenruptur (Abb. 32–38)

Komplette Rupturen mit Retraktion führen dazu, daß die Struktur der Rotatoren unterbrochen wird. Nach Mack sind komplette Rupturen mit einem Defekt von mehr als 3 cm sonographisch mit einer Sicherheit diagnostizierbar, die der von Arthrographien vergleichbar ist. Die Rupturen entstehen zumeist auf dem Boden von degenerativen Veränderungen und liegen lateral nahe dem Tuberkulum majus. Bei vollständigen Abrissen der Außenrotatoren reichen die Veränderungen bis in die dorsalen Schnitte. Das Anlegen mehrerer Schnitte führt dazu, daß ein guter räumlicher Eindruck vom Ausmaß einer Ruptur entsteht (Abb. 34–38). Vollständige Rupturen können außer von einer Strukturunterbrechung von weiteren sonographischen Veränderungen begleitet sein. Es liegen teilweise Gelenkergüsse vor, die zur Vorwölbung der Kapsel im dorsalen Anteil oder zur Aufweitung des Rezessus der langen Bizepssehne führen. Da durch die Ruptur ein Übertritt des Ergusses in die Bursen stattfindet, sind dann in der Regel auch die Bursa coracobrachialis oder die Bursa subdeltoidea mit darstellbar.

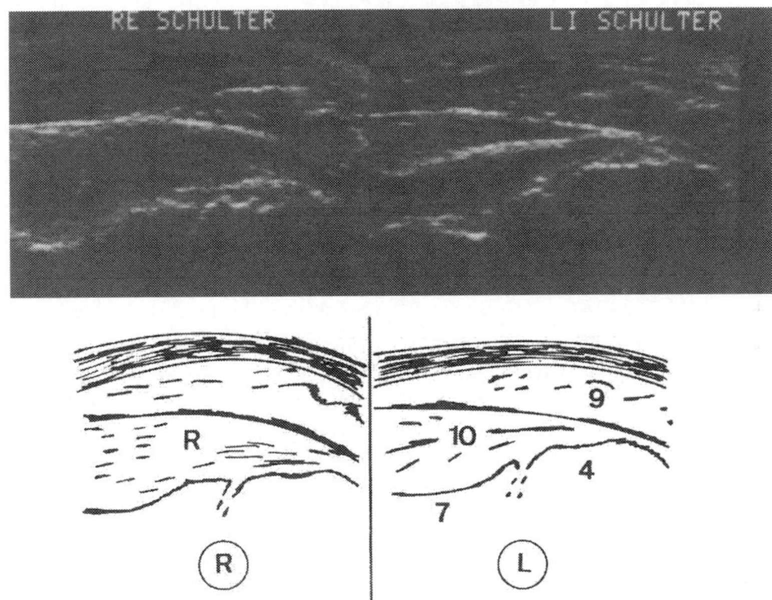

Abb. 34. Rotatorenmanschettenruptur mit Retraktion. Dorsaler Horizontalschnitt. Es besteht eine große Ruptur der Außenrotatoren, die Ruptur betrifft den M. supraspinatus (s. Abb. 36). und den M. infraspinatus. Die Struktur des M. infraspinatus ist an der betroffenen rechten Schulter im Rupturbereich aufgehoben **(R)**. Die gesunde linke Seite ist zum Vergleich dargestellt. Die Struktur des M. infraspinatus **(10)** ist links unversehrt und die Längsseptierung gut zu erkennen. **7** Skapula, **4** proximaler Humerus, **9** M. deltoideus

◄

Abb. 33. Schulterarthrogramm bei Rotatorenruptur ohne Retraktion. Gleicher Patient wie Abb. 32

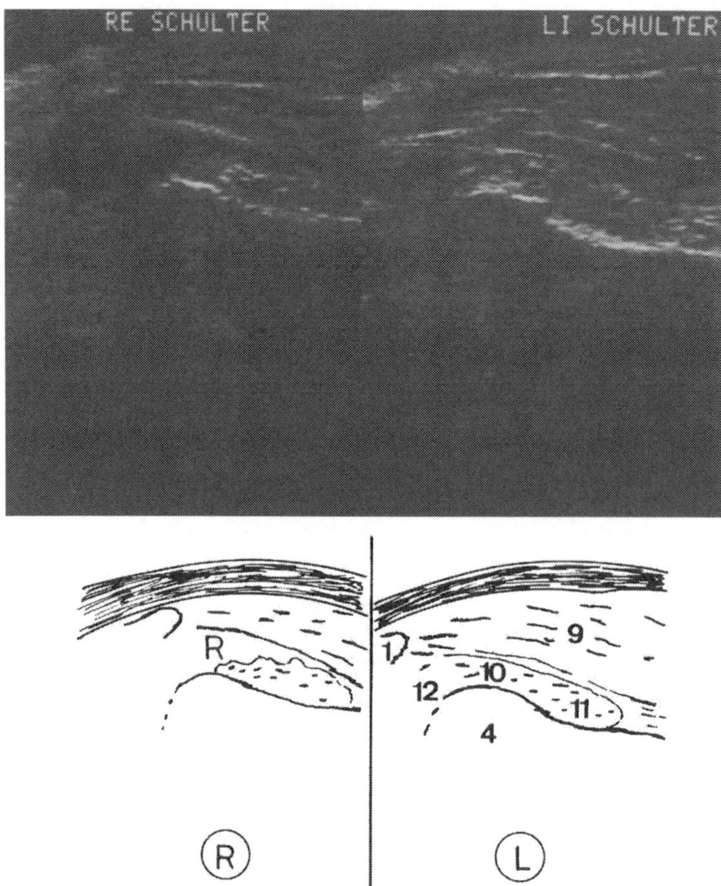

Abb. 35. Gleicher Patient wie Abb. 34. Dorsaler Vertikalschnitt. Das Ausmaß der Rotatorenruptur wird durch die Darstellung des muskulären Teils der Außenrotatoren deutlich. Auf der rechten verletzten Seite fehlt die Struktur des muskulären Teils des M. supraspinatus und M. infraspinatus. Die linke gesunde Seite ist zum Vergleich dargestellt. **1** Akromion, **4** proximaler Humerus, **9** M. deltoideus, **11** M. teres minor, **10** M. infraspinatus, **12** M. supraspinatus

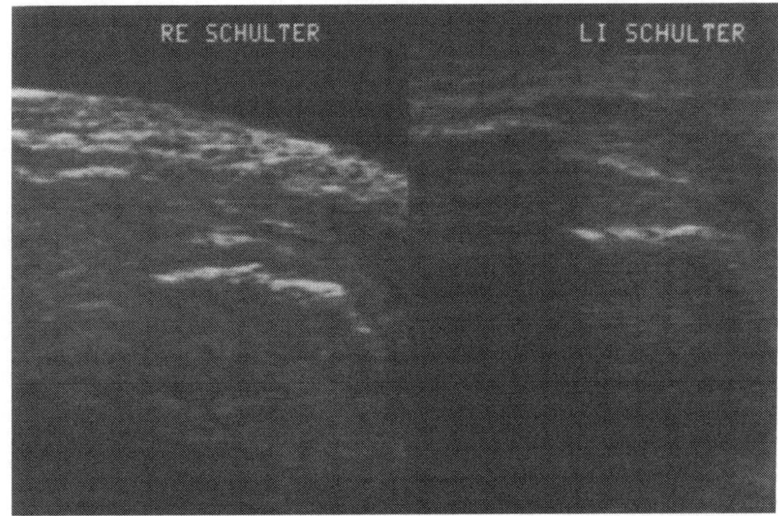

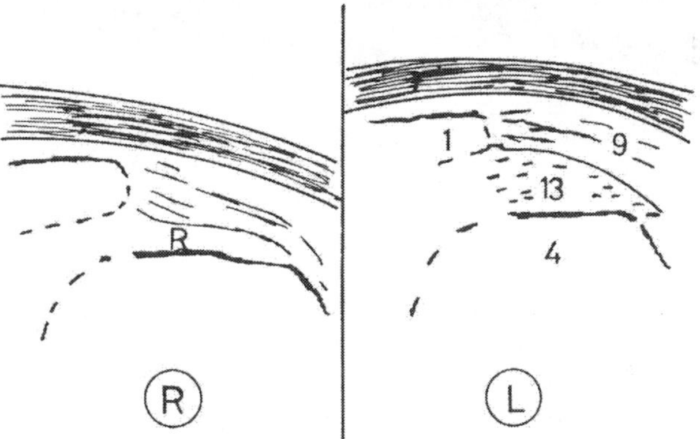

Abb. 36. Gleicher Patient wie Abb. 35. Frontalschnitt. Auf der verletzten rechten Seite liegt infolge der Rotatorenruptur **(R)** die Struktur des M. deltoideus dem proximalen Humerus unmittelbar auf. Die echoreiche Struktur der Supraspinatussehne fehlt in diesem Schnitt. Die linke gesunde Seite ist zum Vergleich dargestellt. **1** Akromion, **4** proximaler Humerus, **9** M. deltoideus, **13** Supraspinatussehne

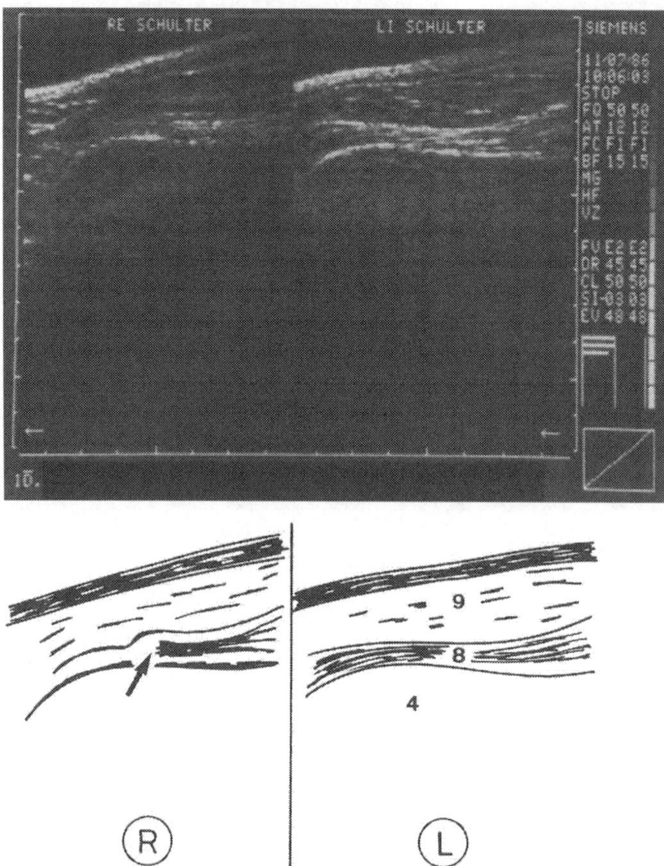

Abb. 37. Alte komplette Rotatorenmanschettenruptur mit Retraktion (M. subscapularis Abb. 39 und Außenrotatoren nicht abgebildet) und Ruptur der langen Bizepssehne. Ventraler Vertikalschnitt. Auf der verletzten rechten Seite liegt der Stumpf der langen Bizepssehne **(Pfeil)** retrahiert im Recessus. Die unverletzte linke Seite ist zum Vergleich dargestellt. Zur Darstellung der übrigen verletzten Strukturen siehe Abb. 39. **4** proximaler Humerus, **8** lange Bizepssehne, **9** M. deltoideus

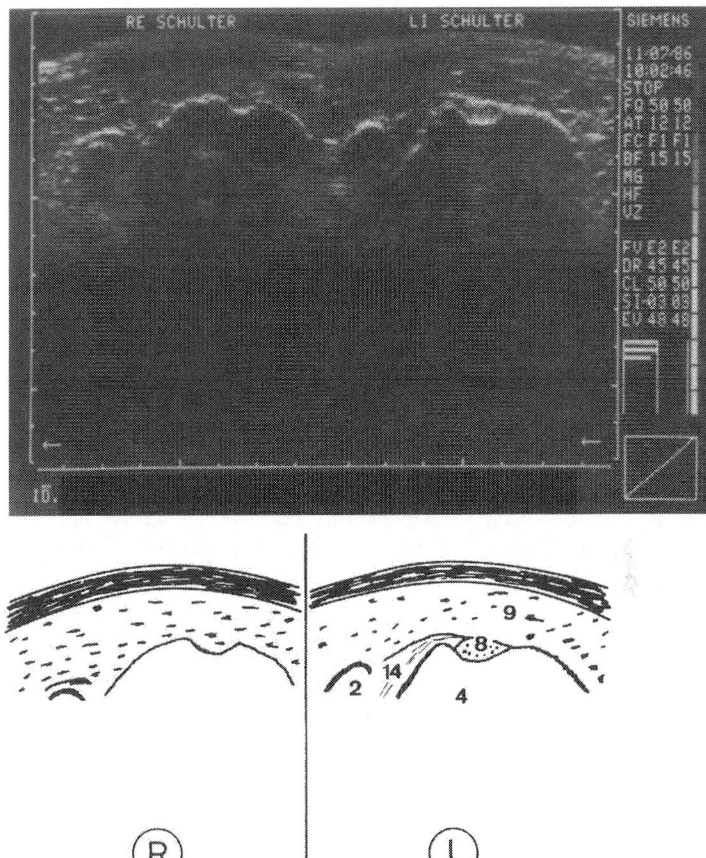

Abb. 38. Gleicher Patient wie Abb. 38. Ventraler Horizontalschnitt. Auf der verletzten rechten Seite fehlt die Struktur des M. subscapularis **(14)**. Die lange Bizepssehne ist im Sulcus intertubercularis nicht darstellbar. Die Muskelfasern des M. deltoideus liegen der ventralen Kontur des proximalen Humerus unmittelbar auf. Die unverletzte linke Seite ist zum Vergleich dargestellt. **2** Processus coracoideus, **4** proximaler Humerus, **8** lange Bizepssehne, **14** M. subscapularis, **9** M. deltoideus

Diagnostische Schwierigkeiten bereiten die inkompletten Rupturen oder die kleineren Rupturen ohne Retraktion (s. Abb. 32). Sie entsprechen schmalen Bändern, die die normale Struktur der Supraspinatussehne durchsetzen. Eine einwandfreie Trennung von den Randbereichen großer degenerativer Veränderung ist nicht immer möglich (s. Abb. 29).

Bei Abriß des M. subscapularis fehlt die Struktur dieses Muskels im ventralen Horizontalschnitt. Der M. deltoideus liegt dem Humerus unmittelbar auf oder ist bei frischen Verletzungen durch einen Erguß davon getrennt (Abb. 38). Bei Rupturen des M. subscapularis kann die Führung der langen Bizepssehne im Sulcus intertubercularis instabil sein. Die Einstellung im ventralen Vertikalschnitt über dem Sulcus intertubercularis gibt Auskunft darüber, ob die lange Bizepssehne luxiert ist oder mit rupturiert ist (s. Abb. 37).

Ruptur der langen Bizepssehne (Abb. 39; s. Abb. 37)

Die Ruptur der langen Bizepssehne bereitet der klinischen Diagnostik keine Probleme. Sonographisch besteht eine Kontinuitätsunterbrechung, die im proximalen Anteil des Sulcus intertubercularis liegt. In dem rupturierten Bereich ist die Sehne aufgefasert und zeigt einen Wechsel echoarmer und echoreicher Bezirke. Frische Verletzungen können von Gelenkergüssen begleitet sein, die zur Aufweitung des Rezessus der langen Bizepssehne führen (Abb. 39). Bei alten Rupturen ist die Wand des Rezessus in der Regel mit der Sehne verklebt (s. Abb. 37).

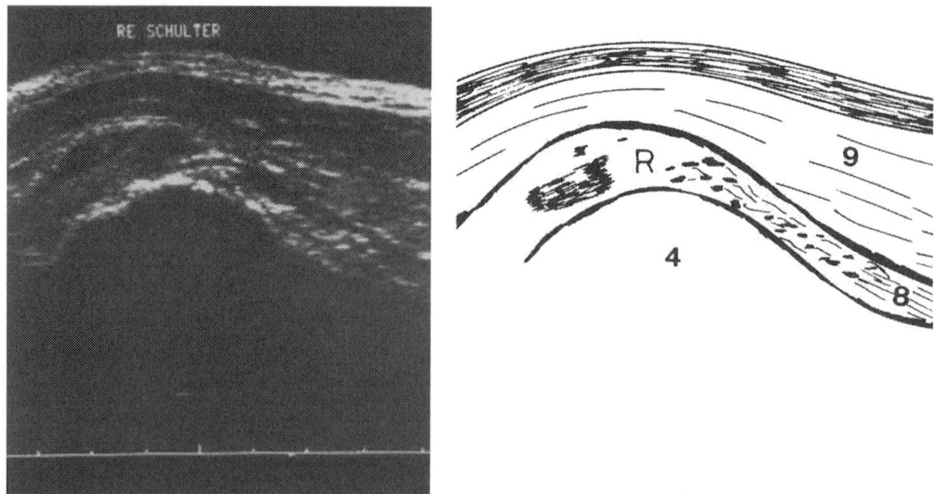

Abb. 39. Frische Ruptur der langen Bizepssehne. Ventraler Vertikalschnitt. Der distale Sehnenstumpf zeigt unregelmäßige Reflexmuster. Der Recessus der langen Bizepssehne **(R)** ist mit echofreien und echoschwachen Strukturen aufgefüllt. Die unregelmäßig konturierte echoreiche Struktur entspricht wahrscheinlich einem Blutgerinsel. **4** proximaler Humerus, **8** lange Bizepssehne, **9** M. deltoideus

Schulterluxationen (Abb. 40, 41; s. Abb. 22, 23)

Die Untersuchung der Weichteilstrukturen und der äußeren Kontur des proximalen Humerus kann sofort nach Reposition ohne Schmerzen für den Patienten und ohne spezielle Lagerungstechniken durchgeführt werden.

Hill-Sachs-Dellen liegen dorsal und sind überlagerungsfrei darstellbar (s. Abb. 22). Sofern sie besteht, kann durch Innen- und Außenrotation des Armes im dorsalen Horizontalschnitt beurteilt werden, ob die Delle sich bei Außenrotation in die Facies glenoidalis der Skapula eindreht und so eventuell über einen Hebelmechanismus zu erneuten Luxationen führt.

Bei Abrißfrakturen des Tuberculum majus entsteht eine Stufenbildung, die in den lateralen Schnittführungen zur Abbildung kommt. Bei Dislokationen des Tuberculum majus kann die Abduktion behindert sein, da das Tuberculum majus an das Akromion anschlägt (s. Abb. 23). Mitverletzungen der Weichteile können frühzeitig erkannt werden, die spätere Stabilitätsprüfung im Seitenvergleich ermöglicht Aussagen darüber, ob die luxierte Schulter weiter aus der Pfanne heraus verlagerbar ist.

Die Bestimmung des Retrotorsionswinkels sollte bei der Planung operativer Eingriffe zur Auswahl des geeigneten Verfahrens mit herangezogen werden. Pathologisch kleine Retrotorsionswinkel können Ursache rezidivierender Luxationen sein, so daß die Winkelbestimmung auch für die weitere Prognose von Bedeutung ist (Abb. 40 und 41).

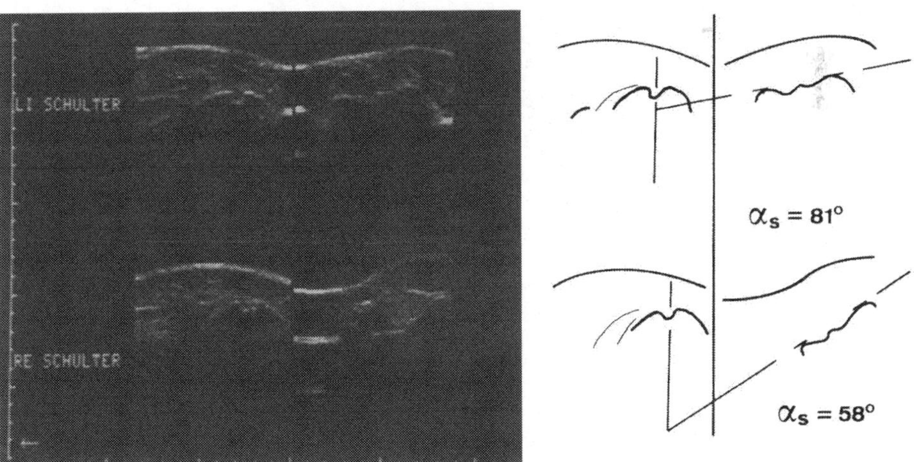

Abb. 40. Sonographische Bestimmung des Retrotorsionswinkels (α_s) nach Weber-Drehosteotomie an der linken Schulter. Ventraler Horizontalschnitt (proximaler und distaler Humerus). Wegen habitueller Schulterluxation mit großer Hill-Sachs-Delle wurde an der linken Schulter die Weber-Drehosteotomie durchgeführt. Die Osteotomie führt zu einer Vergrößerung des Retrotorsionswinkels. Der Retrotorsionswinkel der linken Schulter *(obere Bildhälfte)* ist gegenüber der rechten Schulter um 23° erhöht. Zur Bestimmung des Retrotorsionswinkels s. auch Abb. 41

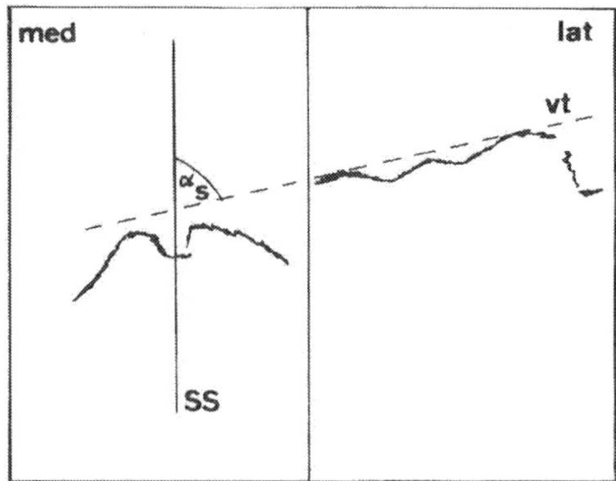

Abb. 41. Bestimmung des Retrotorsionswinkels α_s. Die ventrale Kontur des proximalen Humerus (linke Bildhälfte) und des distalen Humerus (rechte Bildhälfte) werden so dargestellt, daß medial im Bild links erscheint. Der Schallkopf wird durch eine Wasserwaage in der Waagerechten gehalten. Durch Drehen wird der proximale Humerus so eingestellt, daß der Sulcus intertubercularis senkrecht eingestellt wird. An die Kontur des distalen Humerus wird eine Tangente angelegt. Die Sulcussenkrechte *(SS)* und die ventrale Trochleatangente *(vt)* bilden die Schenkel des Retrotorsionswinkels α_s

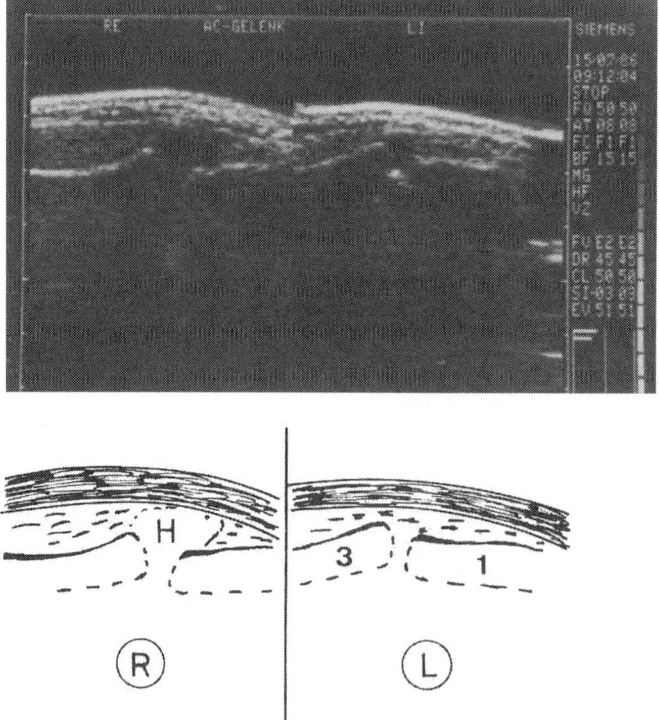

Abb. 42. Prellung des rechten AC-Gelenkes. Schnitt über dem Akromioklavikulargelenk. Nach einem Fahrradsturz auf die rechte Schulter bestand Druckschmerzhaftigkeit über dem rechten Akromioklavikulargelenk. Es besteht keine Stufenbildung im Akromioklavikulargelenk. Über dem Gelenkspalt liegt ein Hämatom **(H)**, das sich echoarm darstellt. Die unverletzte linke Seite ist zum Vergleich abgebildet. **3** akromiales Ende der Klavikula, **1** Akromion

Verletzungen des Akromioklavikulargelenks (Abb. 42 und 43)

Die kraniale Silhouette des Akromioklavikulargelenkes läßt sich sonographisch gut darstellen. Bei Prellung ohne Bandzerreißung und ohne Dislokation kommt es zu einer Vorwölbung der Gelenkkapsel, die dann bogenförmig das Gelenk überbrückt (Abb. 42). Bei Bandverletzungen mit zunehmender Instabilität des Gelenkes kommt es zu einem Höhertreten der Klavikula und zu einer Stufenbildung (Abb. 43). Das Ausmaß der Stufenbildung läßt sich sonographisch bestimmen.

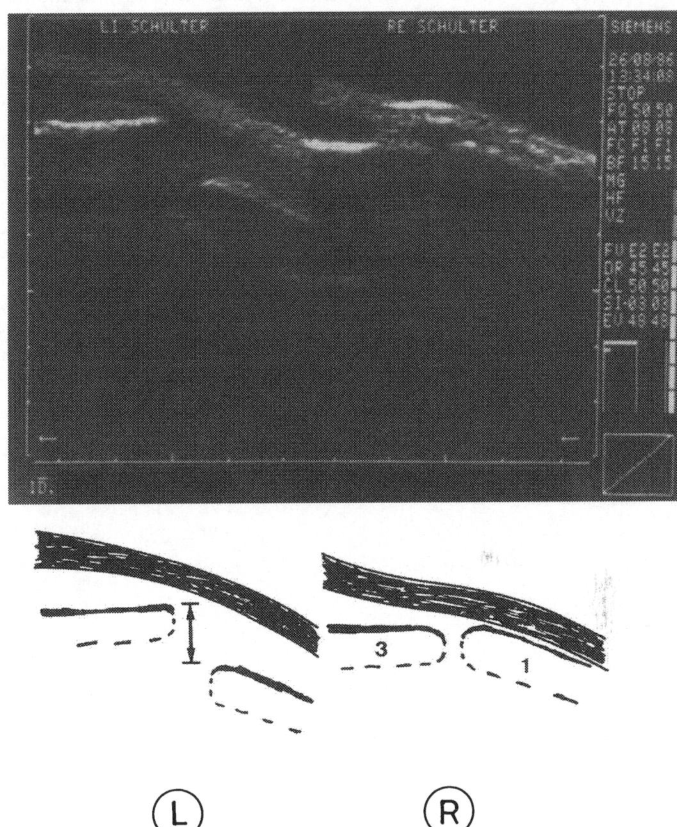

Abb. 43. Akromioklavikulargelenksprengung (Tossi III). Frontalschnitt. An der linken verletzten Schulter besteht eine deutliche Stufe (↕), die sich im frontalen Schnitt über dem Akromioklavikulargelenk darstellt. Die unverletzte rechte Seite ist zum Vergleich abgebildet. **3** Akromiales Ende der Klavikula, **1** Akromion

Literatur

Crass JR, Craig EV, Thompson R, Feinberg SB (1984) Ultrasonography of the rotator cuff: surgical correlation. J Clin Ultrasound 12: 487-492
Dähnert W, Bernd W (1986) Computertomographische Bestimmung des Torsionswinkels am Humerus. Z Orthop 124: 46-49
Morscher E (Hrsg) (1979) Funktionelle Diagnostik in der Orthopädie. Kongreßbericht der 66. Tagung, DGOT Basel 1979. Enke, Stuttgart
Gegenbaur C (1968) Über die Drehung des Humerus. Jenaische Z Med Naturwissenschaft 4: 50-64
Habermayer P, Mayer R, Mayr B, Brunner U, Sachs G (1984) Comparative diagnosis of rotator muscle injuries using arthrography, CT and sonography. Z Unfallchir Versicherungsmed Berufskr 77: 121-129
Harland U (1986) Die sonographische Untersuchung des Schultergelenkes. Med Orthop Techn 2
Hedtmann A, Weber A, Schleberger R (1985) Möglichkeiten der Ultraschalldiagnostik am Schultergelenk. In: Kölbel R (Hrsg) 2. Hamburger Schulterworkshop, Feb. 1985. 3M-Deutschland, Neuss
Hirschfelder H (1986) Erweitertes Spektrum der Schulterdiagnostik mit Hilfe der Computertomographie. Electromedica 54: 90-95
Kramps HA, Laumann U (1983) Morphologische Veränderungen des Gleno-Humeralgelenkes bei habitueller Schulterluxation - Eine computertomographische Studie. Z Orthop 121: 454
Laurence A, Mack MD et al. (1985) US evaluation of the rotator cuff. Radiology 157: 205-209
Middleston WD, Edelstein G, Reinus WR, Melson GL, Murphy WA (1984) Ultrasound of the rotator cuff: technique and normal appearance. J Ultrasound Med 3: 549-551
Weber BG (1971) Humerusosteotomie bei habitueller Schulterluxation. Ther Umsch 28: 292-293

Ellbogengelenk

Technik der Untersuchung

Es werden kontinuierliche Längs- und Querschnitte dorsal und ventral über das Ellbogengelenk geführt, wobei die typischen Längsschnitte besonders wichtig sind:

- Längsschnitt über Olekranon, Fossa olecrani und Humerusschaft von dorsal.
- Längsschnitt über Radiusköpfchen, Fossa radii und Capitulum humerí von ventral des Humero-Radialgelenkes.
- Längsschnitt über Ulna, Processus coronoideus, Trochlea sowie Fossa coronoidea des Humero-Ulnargelenkes von ventral.

Unverzichtbar ist die Untersuchung bei gleichzeitiger Gelenkbewegung, die im dorsalen Längsschnitt durchgeführt werden kann; dabei wird der Applikator längs über Humerusschaft bis zum Olekranon appliziert, wobei die 2. Hand des Untersuchers den Unterarm des Patienten langsam in Beugung und Streckung bewegt. Dabei läuft das Olekranon über die Trochlea bis in die Fossa olecrani.

Eine dynamische Gelenkuntersuchung ermöglicht eine bessere Identifizierung des eigentlichen Gelenkspaltes.

Sie ist von dorsal leicht, von ventral dagegen nur in begrenztem Maße möglich. Kleine Applikationsflächen begünstigen solche dynamischen Untersuchungen.

Die A. brachialis verläuft zwischen dem M. brachioradialis und dem M. supinator und wird als tubuläres echoarmes Längsband gesehen. Sie ist Leitstruktur und Orientierungshilfe. Ihre Pulsationen dienen als „Blinklicht“ im Dunkel der Weichteile.

Beurteilungskriterien

Entzündliche Veränderungen führen zu verbesserten Schalleitungen in den Ellbogengelenkbereichen. Im einzelnen lassen sich folgende sonographische Zeichen finden (Abb. 44 und 45):

- Verdickung der Membrana synovialis.
- Intensivierung der Reflexion an der Knochenoberfläche,
- Unterbrechung der Kortikalisreflexion, wenn eine knöcherne Läsion vorliegt und dem Ultraschallstrahl zugänglich ist. Hierbei kommt es zum Eindringen des Ultraschallstrahles in den Knochen mit Reflexion an der Basis der Usur,
- die hypotrophierte Muskulatur wird echoreicher und ist schlechter abgrenzbar.
- entzündliches Substrat füllt die Gelenkspalten aus, so daß diese exakt abgrenzbar werden,
- entzündliches Substrat füllt bestimmte Gelenkbereiche, besonders die Gruben oberhalb der Trochlea aus, so daß der obere Gelenkraum ebenfalls besser zu erkennen ist (Abb. 46).

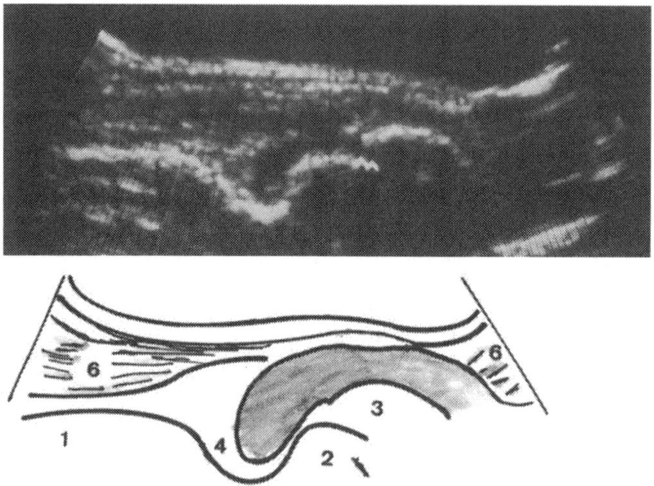

Abb. 44. Kubitalarthritis bei rheumatoider Arthritis, dorsaler Längsschnitt über Humerusschaft und Olekranon, Gelenk in Streckung. **1** Humerusschaft, **2** Trochlea humeri, **3** Olekranon, **4** Fossa olecrani, **5** entzündliches Substrat, **6** Muskulatur

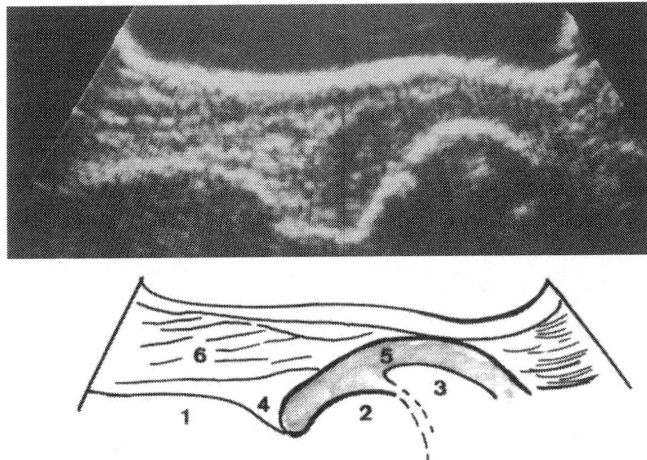

Abb. 45. Kubitalarthritis bei rheumatoider Arthritis, dosaler Längsschnitt, gebeugte Gelenkstellung. **1** Humerusschaft, **2** Trochlea humeri, **3** Olekranon, **4** Fossa olecrani, **5** entzündliches Substrat, **6** Muskulatur

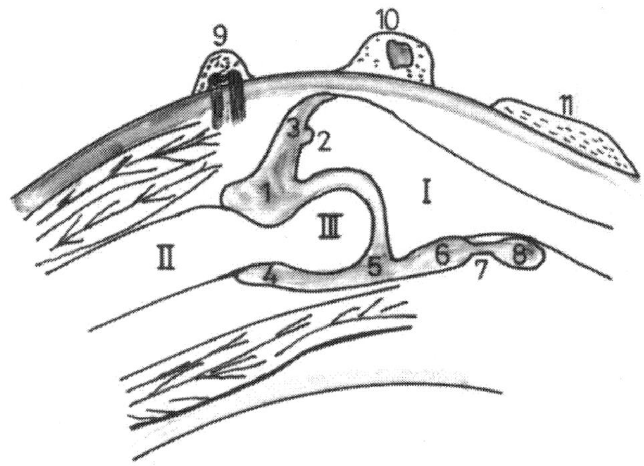

Abb. 46. Synopsis der am Ellbogengelenk faßbaren pathologischen Veränderungen. **I** Olekranon, **II** Humerusschaft, **III** Trochlea humeri, **1** entzündliches Substrat in der Fossa olecrani, **2** knöcherne Destruktion (Usur), **3** Synovialitis vor dem Olekranon, **4** Synovialitis in der Fossa coronoidea, **5** Synovialitis im ventralen Gelenkspalt, **6** erweiterter entzündlich veränderter ventraler inferiorer Recessus, **7** Zystenkanal, **8** kubitale Synovialzyste, **9** Gichttophus mit typischer Schallschattenbildung, **10** Bursitis olecrani: Wechsel zwischen echofreien, echoarmen und sehr echoreichen Binnenstrukturen stark inhomogenes irreguläres Reflexbild, **11** Rheumaknoten: homogene reflexarme tubuläre Struktur

Normale sonographische Anatomie

Die Anatomie des Ellbogengelenks ist sonographisch mit dorsalen und ventralen Querschnitten einfach zu erfassen, obwohl es aus 3 Einzelgelenken besteht.

Aus den vielen verschiedenen Untersuchungsschnittführungen seien 3 besonders hervorgehoben:

Dorsaler Längsschnitt

Hierbei lassen sich folgende Strukturen sonographisch leicht erfassen:

- Humerusschaft als reflexgebende Struktur mit dahinterliegender Schallauslöschung,
- Fossa olecrani: kleine reflexreiche Grube bis ans Ende des Humerusschaftes,
- Olekranon: reflexgebende Struktur am proximalen Ende der Ulna mit hakenförmiger kranialer Begrenzung,
- M. triceps: echoarme Formation mit typischer muskelspezifischer Reflexstruktur,
- Trochlea: kreisrunde knochentypische Struktur mit Schallauslöschung, die je nach Gelenkstellung teilweise oder vollständig in den Olekranonschatten eintaucht,
- Gelenkspalt: zarter, echoarmer Saum zwischen Olekranon und Trochlea humeri,
- hyaliner Knorpelsaum: echoarme, der Trochlea aufgelagerte maximal 2 mm starke Formation (Abb. 47)

Ventraler Längsschnitt

Der ventrale Längsschnitt mit Schnittführung über dem Humeroradial- und anschließend über dem Humeroulnargelenk. Dabei lassen sich folgende Strukturen hervorheben:

- Trochlea humeri: an ihrem typischen kreisförmigen Oberflächenreflex mit nachfolgender Schattenbildung,
- Humerusschaft: als gerades starkes Reflexband mit Schallschattenbildung,
- die Fossa coronoidea: zwischen Trochlea humeri und Humerusschaft,
- Ulna: kräftiger linearer Reflex mit Schattenbildung distal des Gelenkes,
- Radiusköpfchen: kleiner hakenförmiger runder Reflex mit dorsaler Schallauslöschung,
- Fossa radii: zwischen Humerusschaft und der Trochlea, die im Bereich des Humeroradialgelenkes auch Capitulum humeri heißt,
- ventrale Muskulatur des Ellbogengelenkes: bestehend aus M. biceps, M. brachialis und M. brachio radialis, die sonographisch nicht eindeutig voneinander getrennt werden können (Abb. 48 und 49).

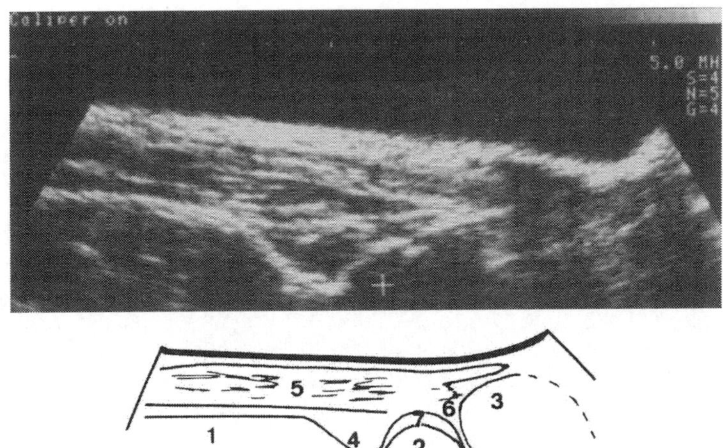

Abb. 47. Unauffälliges Humeroulnargelenk, dorsaler Schnitt. **1** Humerusschaft, **2** Trochlea humeri, **3** Olekranon, **4** Fossa olecrani, **5** M. triceps, **6** Gelenkspalt, **7** peritrochleärer hyaliner Knorpel

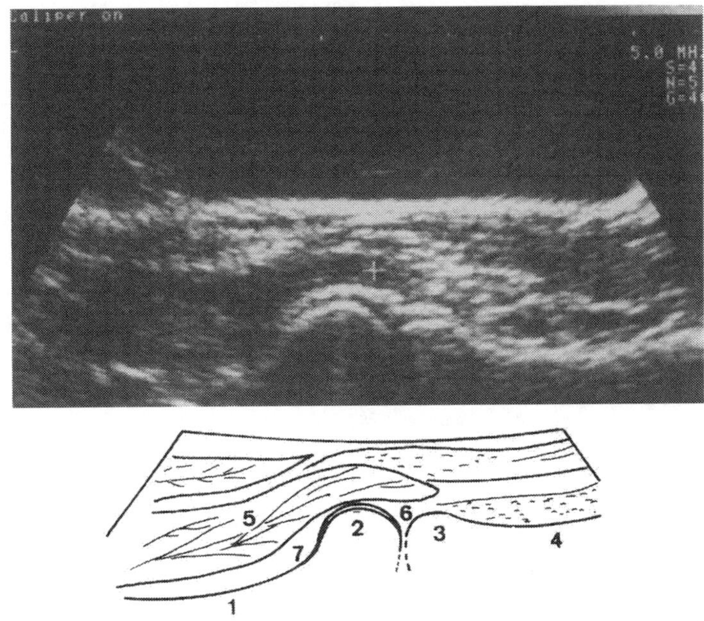

Abb. 48. Normalbefund des Humeroradialgelenks, ventraler Schnitt. **1** Humerusschaft, **2** Capitulum humeri, **3** Radiusköpfchen, **4** Radiusschaft, **5** Muskulatur, **6** Gelenkspalt, **7** Fossa radii

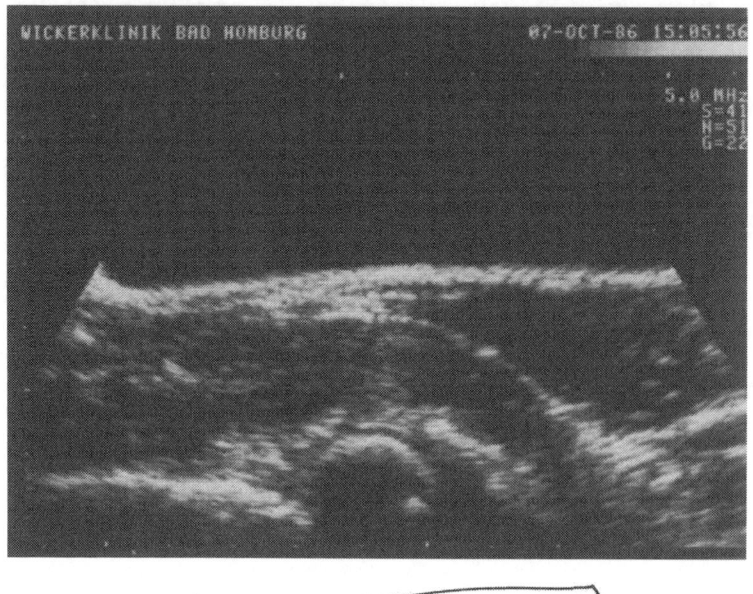

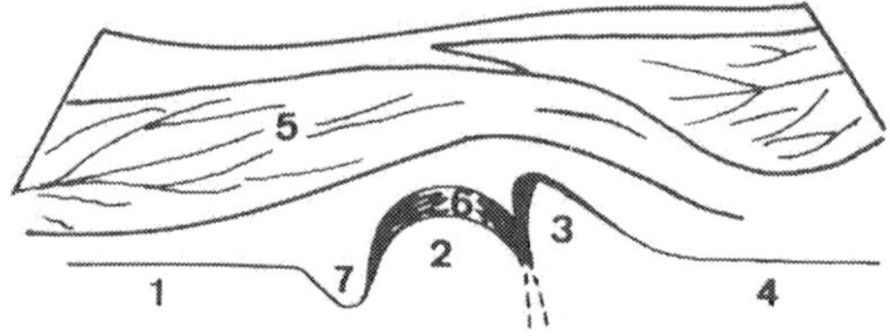

Abb. 49. Normalbefund des Humeroulnargelenks, ventraler Schnitt. **1** Humerusschaft, **2** Trochlea humeri, **3** Processus coronoideus ulnae, **4** Ulnaschaft, **5** Muskulatur, **6** hyaliner Knorpel peritrochleär, **7** Fossa coronoidea

Krankheitsbilder

Kubitalarthritis

Sowohl im Humeroulna- als auch im Humeroradialgelenk können entzündliche Veränderungen anhand der sonographisch faßbaren Entzündungsmerkmale dargestellt werden. Besonders leicht gelingt dies von dorsal im Längsschnitt über die Fossa olecrani, die im Falle einer Entzündung eine echofreie bis echoarme Binnenstruktur zeigt. Die Synovialitis ist echoärmer als die miterfaßten Muskelstrukturen des M. triceps (Abb. 50–52).

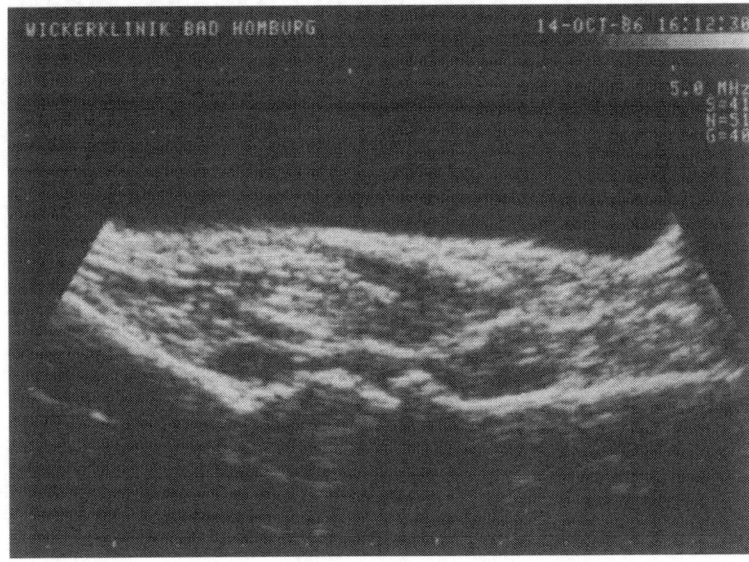

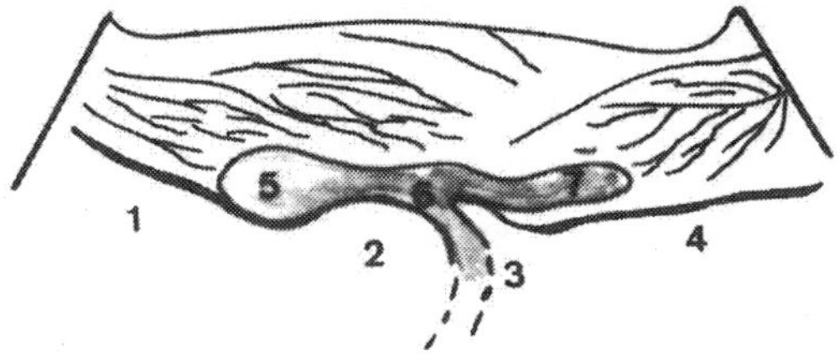

Abb. 50. Kubitalarthritis des Humeroulnargelenks, ventraler Längsschnitt. **1** Humerusschaft, **2** Trochlea humeri, **3** proximales Ulnaende mit Processus coronoideus, **4** Ulnaschaft, **5** entzündliches Substrat in der Fossa coronoidea, **6** Gelenkspalt, **7** erweiterter inferiorer Recessus

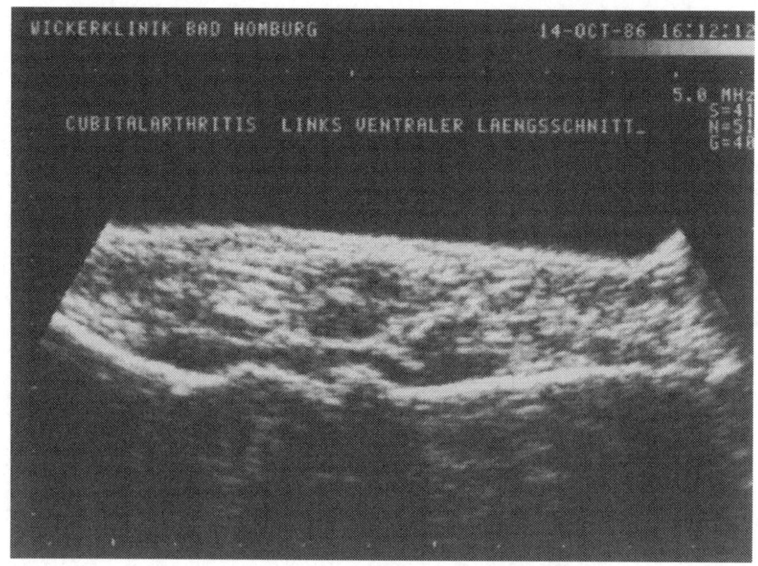

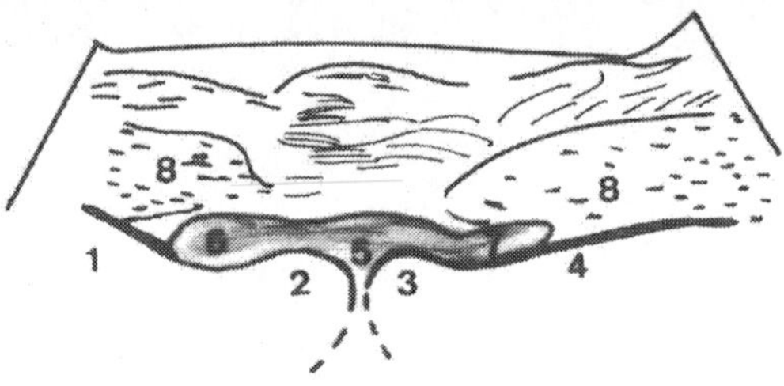

Abb. 51. Kubitalarthritis, ventraler Längsschnitt des Humeroradialgelenkes bei seropositiver rheumatoider Arthritis. **1** Humerusschaft, **2** Capitulum humeri, **3** Radiusköpfchen, **4** Radiusschaft, **5** entzündliches Substrat über dem Gelenkspalt, **6** entzündliches Substrat in der Fossa radii, **7** erweiterter inferiorer Recessus, **8** Muskulatur

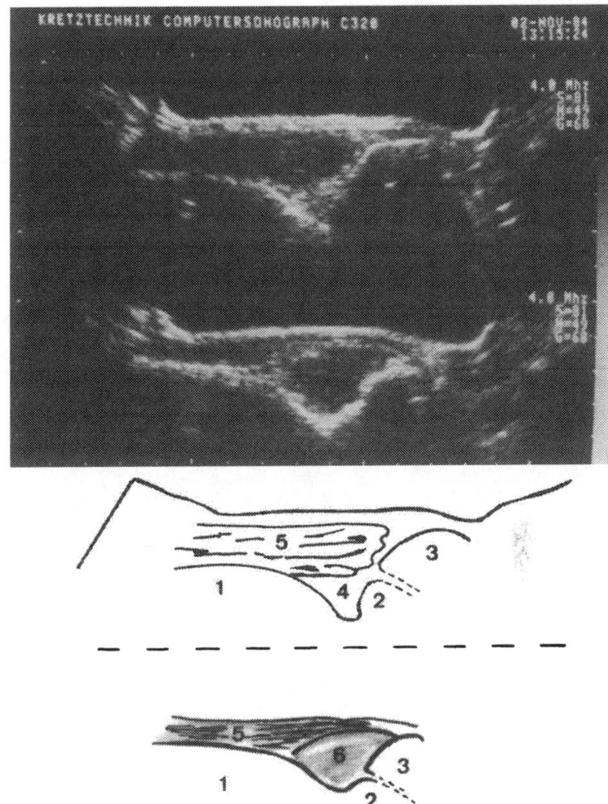

Abb. 52. Vergleich einer Kubitalarthritis unten zum Normalbefund oben, 59jährige Patientin mit seropositiver rheumatoider Arthritis, entzündliches Substrat in der Fossa olecrani. **1** Humerusschaft, **2** Trochlea humeri, **3** Olekranon, **4** Fossa olecrani, **5** M. triceps, **6** entzündliches Substrat

Destruktion bei Arthritis

Im Falle entzündlicher Destruktion der beteiligten Knochen kommt es zur irregulären Verformung mit Usurbildung und Erosionen am Olekranon, wobei das Eindringen der entzündlichen Massen in die Knochendefekte gesehen wird. Die destruierende Wirkung der Synovialitis, Pannus genannt, läßt sich sonographisch direkt erfassen (Abb. 53).

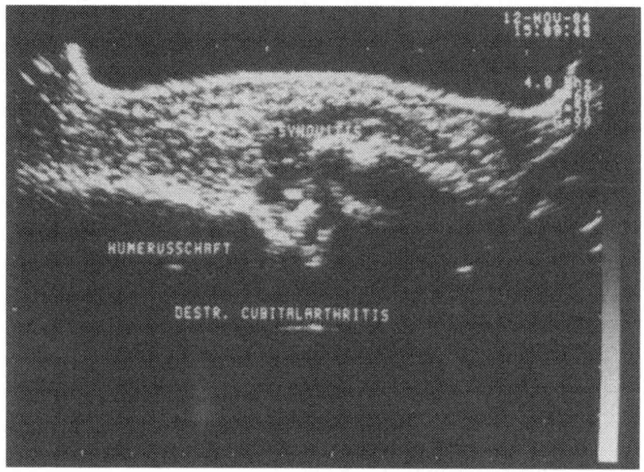

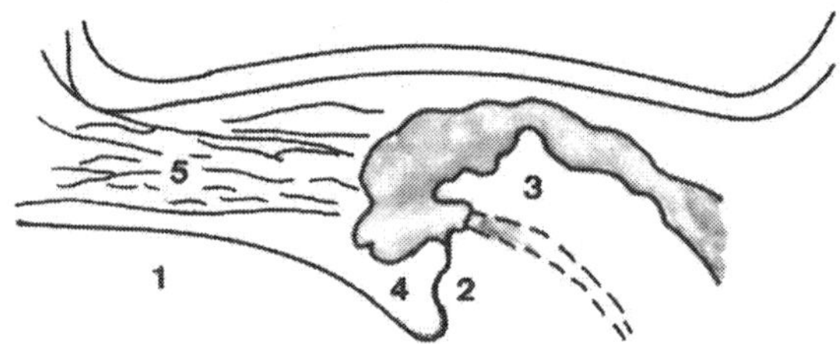

Abb. 53. 77jährige Patientin mit seropositiver rheumatoider Arthritis. Stadium IV, destruierende Kubitalarthritis, dorsaler Längsschnitt, gestrecktes Ellbogengelenk. **1** Humerusschaft, **2** Trochlea, **3** stark destruiertes Olekranon, **4** Fossa olecrani, **5** Muskulatur

Zystenbildung

Auch von ventral lassen sich durch kontinuierliche Längsschnittführungen entzündliche Veränderungen im Humeroradial- sowie im Humeroulnagelenk direkt darstellen. Häufig fanden wir dabei unterhalb des Radiusköpfchens vor dem Radius eine sackförmige Veränderung, die in der Regel eine Verbindung zum Gelenkraum erkennen läßt. Vereinzelt sind diese „Zystenbildungen" völlig getrennt vom Gelenkspalt abzugrenzen. Es handelt sich um Synovialzysten, die durch Punktion und zytologische Analyse leicht identifiziert werden. Aufgrund dieser Beobachtung wird angenommen, daß sich in einer Reihe von Fällen bei fortgeschrittener langdauernder Kubitalarthritis Zysten auch am Ellbogengelenkbereich bilden, die in Verbindung mit dem Gelenkinnenraum stehen oder sich vollkommen abtrennen. Dies könnte eine Folge der Schwerkraft auf die Entzündungsmassen sein (Abb. 54).

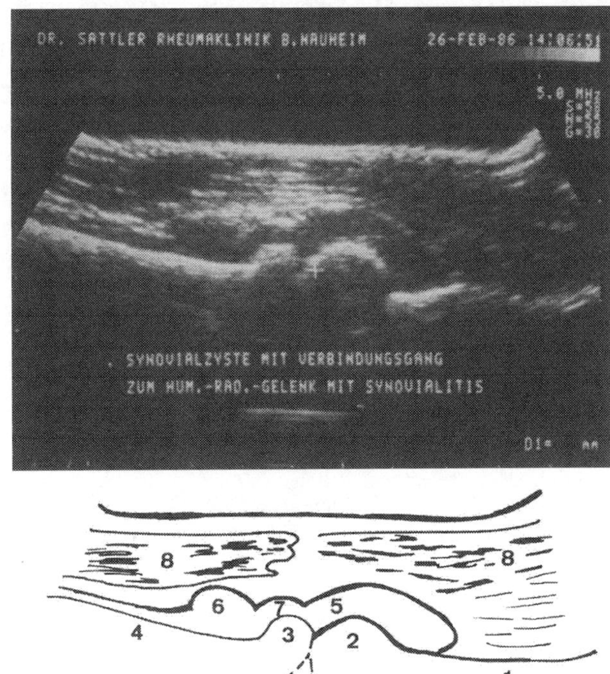

Abb. 54. 68jährige Patientin mit seropositiver rheumatoider Arthritis, kubitale Synovialzystenbildung vor dem Radiusschaft, ventraler Längsschnitt. **1** Humerusschaft, **2** Capituium humeri, **3** Radiusköpfchen, **4** Radiusschaft, **5** entzündliches Substrat, **6** kubitale Synovialzyste, **7** Verbindungskanal, **8** Muskulatur

Bursitis

In einigen Fällen findet man dorsal des Olekranon eine irreguläre echoarme Struktur, die ebenfalls eine gute Schalleitung auf die Oberfläche des darunterliegenden Knochens ermöglicht und die streng lokalisiert in diesem Bereich gefunden wird. Die Binnenstruktur ist zumeist heterogen. Stark echoarme bis echofreie Areale wechseln mit echoreichen Strukturen ab (Abb. 55).

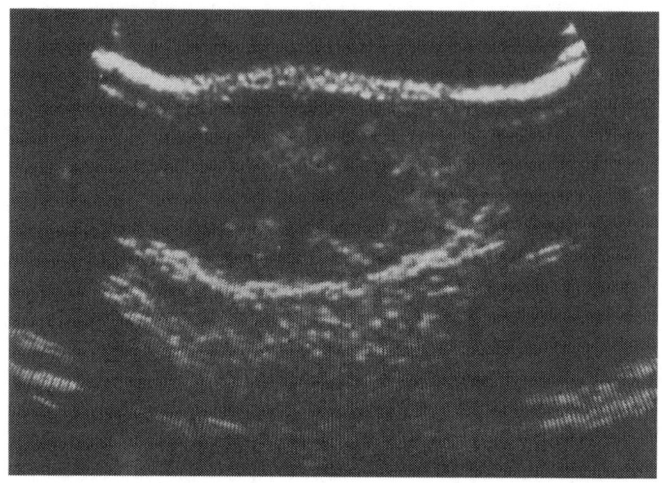

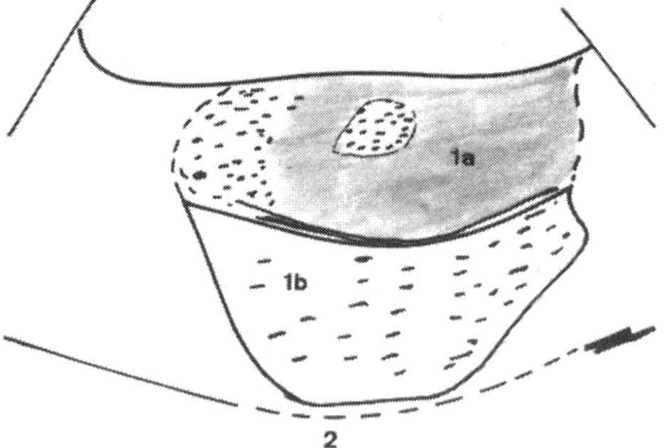

Abb. 55. Bursitis olecrani: Wechsel von echofreien Binnenstrukturen (**1a** liquide Strukturen) und stark heterogenen, zum Teil reflexdichten Strukturen (**1b** zelluläres Substrat und Fibrin). **1** Bursitis olecrani, **2** Olekranon

Rheumaknoten

Sie finden sich vorwiegend an der dorsalen Ulnarkante im proximalen Bereich. Sie zeigen stets homogene runde bis ovale, manchmal auch tubuläre immer aber echoarme Strukturen, die palpatorisch nur wenig verschieblich sind (Abb. 56).

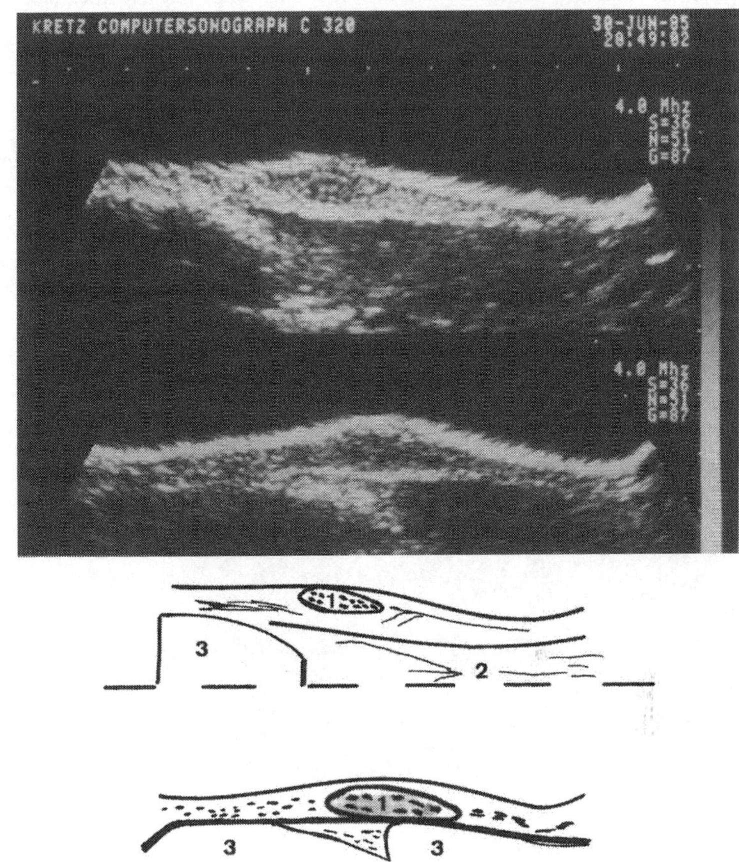

Abb. 56. Beiderseitige Rheumaknotenbildung an typischer Stelle: dorsalseitig an der Ulnakante. **1** Rheumaknoten, **2** Muskulatur, **3** Knochen

Gichttophus

Er tritt als Nodulus mit kräftigen Reflexionen und dahinterliegender Schallschattenbildung auf (Tabelle 3, Abb. 57).

Tabelle 3. Arthrosonographische Differentialdiagnose zwischen Rheumaknoten, Bursitiden und Gichttophi

Diagnose	Sonographische Zeichen
Rheumaknoten	scharf begrenzte homogene echoarme Formationen
Bursitis	eher unscharf begrenzte irregulär konfigurierte Strukturen mit heterogenem Echobesatz. Echofreie bis echoarme Felder wechseln mit echodichten Arealen ab.
Gichttophi	Noduli mit kräftigen Reflexionen und unterschiedlichen intensiven Schallschattenbildungen

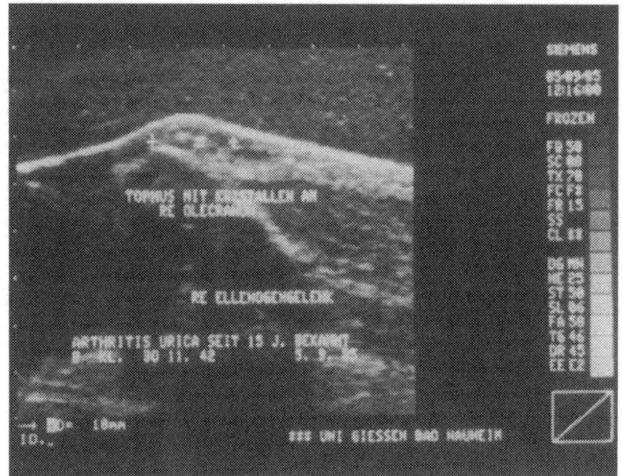

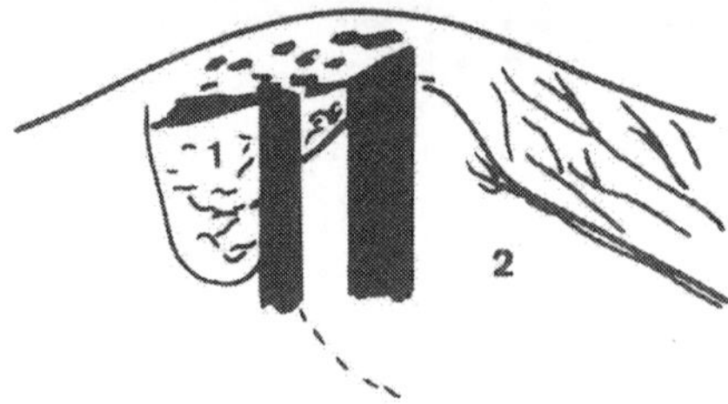

Abb. 57. Gichttophus am Ellbogengelenk, sehr reflexreicher Knoten mit partiellen, teilweise nur erkennbaren Schallschattenbildungen vor dem Olekranon. **1** Gichttophus, **2** Olekranon

Kritische Anmerkung

Eine sichere differentialdiagnostische Abgrenzung der verschiedenen entzündlichen rheumatischen Erkrankungen, bei denen das Ellbogengelenk beteiligt ist, läßt sich arthrosonographisch nicht durchführen, hier ist weiterhin die Interpretation aller Befunde der einzige Weg zu einer sicheren Differentialdiagnose (Abb. 58).

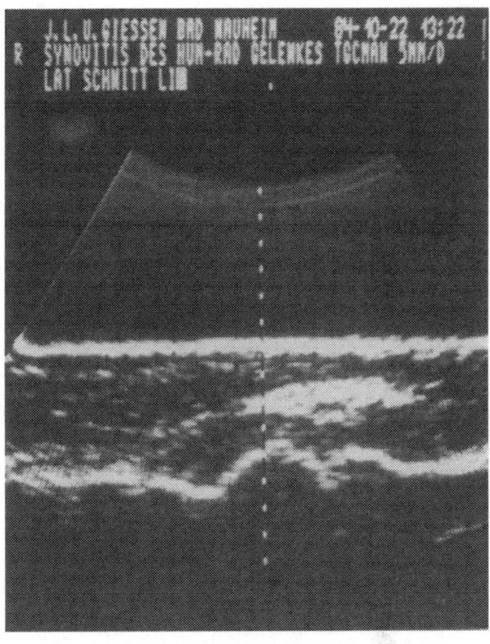

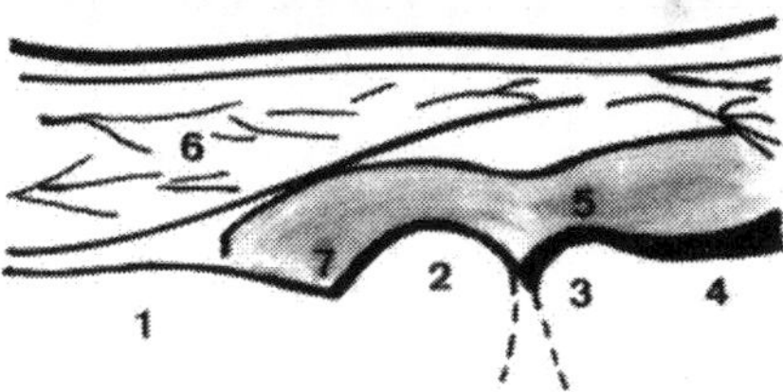

Abb. 58. Ausgeprägte Kubitalarthritis bei rheumatoider Arthritis, ventraler Längsschnitt. **1** Humerusschaft, **2** Capitulum humeri, **3** Radiusköpfchen, **4** Radiusschaft, **5** entzündliches Substrat, **6** Muskulatur, **7** Fossa radii

Literatur

Pirani M, Lange-Meckler I, Cockshott WP (1982) Rupture of a posterior synovial cyst of the elbow. J Rheumatol 9/1: 94-96

Sattler H, Spielmann G (1985 a) Zur Wertigkeit der Sonographie in der Differenzierung nodulärer Veränderungen bei entzündlich rheumatischen Erkrankungen. Ultraschalldiagnostik 85. Thieme, Stuttgart, S 636

Sattler H, Spielmann G (1985 b) Die Arthrosonographie des Ellbogengelenkes - Grenzen und Möglichkeiten. Ultraschalldiagnostik 85. Thieme, Stuttgart S 652

Sattler H, Schmidt KL (1986) Status of arthrosonography in rheumatologic diagnosis: examination technic, findings and their interpretation. I. The elbow joint. Zum Stellenwert der Arthrosonographie in der rheumatologischen Diagnostik: Untersuchungstechnik, Befunde und ihre Interpretation. I. Ellbogengelenk. Z Rheumatol 45 (1): 1-6

Seltzer SE, Finberg HJ, Weissmann BN (1980) Arthrosonography - technique, sonographic anatomy and pathology. Invest Radiol 15:19-28

Hüftgelenk bei Kindern, Jugendlichen und Erwachsenen

Technik der Untersuchung

Die Untersuchung wird mit einem 5-MHz-Schallkopf durchgeführt. Eine Wasservorlaufstrecke ist nicht unbedingt notwendig, da die Gelenkstrukturen in ca. 2–4 cm Tiefe und somit im Fokusbereich liegen.

Prinzipiell sind mehrere Schnittführungen am Hüftgelenk möglich. Durch die nach ventral offene Hüftpfanne mit der ventralen nur geringen knöchernen Überdachung des Hüftkopfes und die gleichzeitige Antetorsion des Schenkelhalses kann von vorn ein großer Teil des Hüftkopfes übersehen werden, so daß sich aus den anatomischen Gegebenheiten ein ventraler Schnitt zur übersichtlichen Darstellung anbietet (Abb. 59 und 60).

Der Schallkopf wird so angelegt, daß er medial etwa in Mitte des Leistenbandes liegt und nach lateral die Verlaufsrichtung des Schenkelhalses hat (Abb. 61). Medial erscheint dann die halbkreisförmige Figur des Hüftkopfes, die sich nach lateral in den Schenkelhals fortsetzt. Durch Außenrotation des Gelenkes wird der Hüftkopf weiter aus der Pfanne herausgedreht, wodurch sich der sonographisch darstellbare Anteil des Kopfes vergrößert. Bei Innenrotation verläuft der Schenkelhals mehr in der Horizontalebene, die hintere Kapsel wird gestrafft, die vordere Kapsel entspannt. Gelenkergüsse lassen sich so besser darstellen.

Einen Schnitt, der der Verlaufsrichtung des Schenkelhalses entspricht und zur Bestimmung der Antetorsion herangezogen werden kann, erhält man dann, wenn man den Schenkelhals von kaudal nach kranial schwenkend darstellt, bis ein scharfer Kortikalisreflex entsteht. Die Antetorsion wird in Rückenlage des Patienten bei 90° gebeugten Knien und hängenden Unterschenkeln bestimmt. Bei horizontaler Einstellung des Schallkopfes mit einer Wasserwaage wird der Neigungswinkel des Schenkelhalses bestimmt. Bei großen Antetorsionswinkeln empfiehlt es sich, den Schallkopf parallel zum Schenkelhals einzustellen und die Neigung gegen die Horizontale (entsprechend dem Antetorsionswinkel nach Rönig) mit einer Winkelwasserwaage zu messen (Abb. 61), da sonst die Schenkelhälse einen zu großen Winkel mit den einfallenden Schallwellen bilden und kein scharfer Reflex entstehen kann.

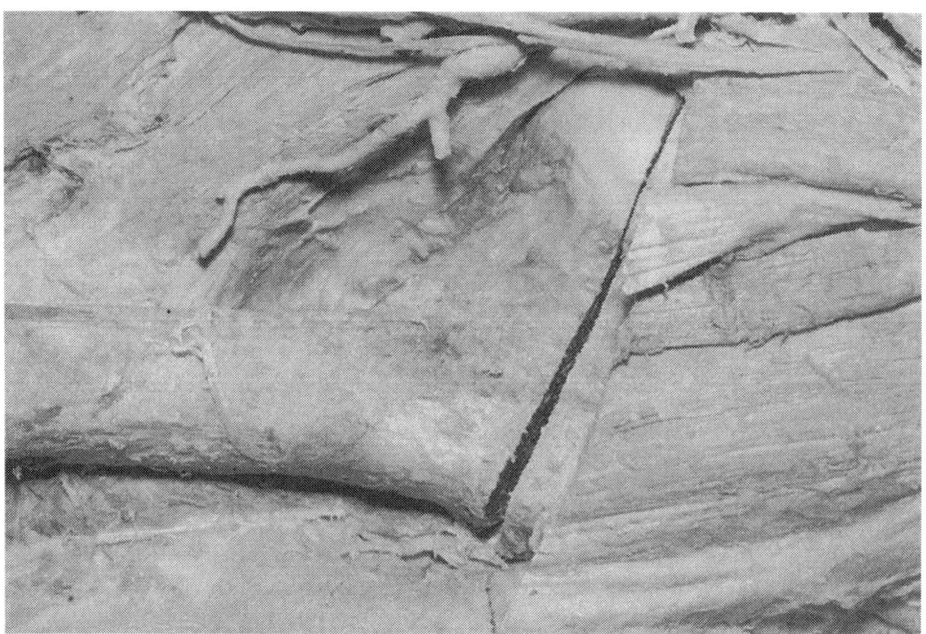

Abb. 59. Anatomisches Präparat einer linken Hüfte. Die Hüftbeugemuskulatur ist abpräpariert. Der Sägeschnitt durch den Schenkelhals und Hüftkopf verläuft in etwa in Richtung des sonographischen Schnittes

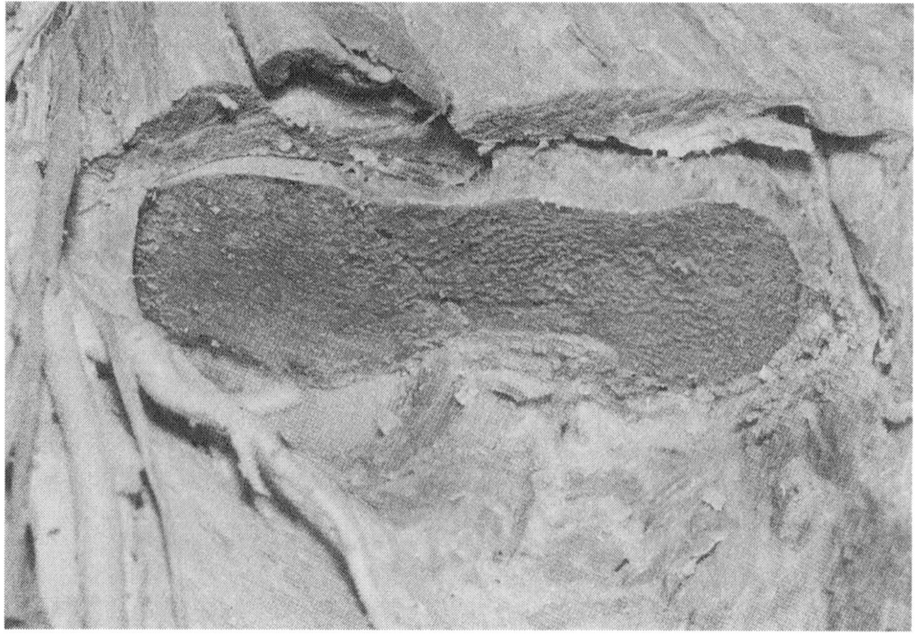

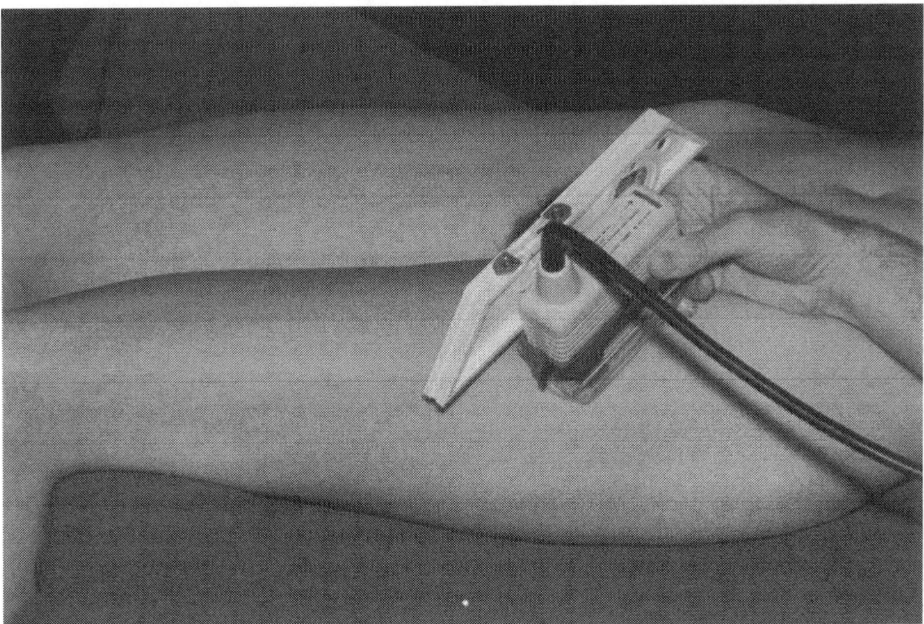

Abb. 61. Positionierung des Schallkopfes am Patienten. Der Schallkopf liegt parallel zum Schenkelhals. In dieser Schnittführung ist eine gute Darstellung der Gelenkkapsel und der ventralen Kopfhalsanteile möglich. Der Antetorsionswinkel des Schenkelhalses wird ebenfalls aus dieser Position bestimmt. Dazu werden bei Neutral-0-Stellung des Hüftgelenkes die Kniegelenke in 90° Beugung gelagert. Die Unterschenkel liegen parallel aneinander. Der Schallkopf wird entweder mit einer Wasserwaage waagerecht eingestellt und so die Neigung des Schenkelhalses gegen die Horizontale gemessen oder er wird (bei großen AT-Winkeln) parallel zum Schenkelhals eingestellt und mit einer Winkelwasserwaage die Neigung des Schallkopfes gegen die Waagerechte gemessen

◄———

Abb. 60. Gleiches Präparat wie Abb. 60. Nach Wegnahme des distalen Femur entspricht die Ansicht des Schnittes von distal dem songoraphischen Schnitt über der Leistenbeuge, im Verlauf des Schenkelhalses. Lateral liegt der M. tensor fasciae latae der Knochenkontur auf, medial der M. ileopsoas. In der oberflächlichen Lage zwischen beiden Muskeln liegen der Muskulus satorius und Rectus femoris.

Normale sonographische Anatomie

Leitstruktur der sonographischen Abbildung sind der Hüftkopf, der sich als Halbkreis darstellt und der Schenkelhals, der sich nach lateral hin anschließt und eine fast gerade Linie bildet (Abb. 60 und 62).

Bei Kleinkindern ist der Hüftkopf echoarm, nach Auftreten des Kopfkernes werden der echoarme Knorpelsaum um den Kopfkern und die Epiphysenfuge bis zum Abschluß des Wachstums immer schmaler. Bei Eintritt der Pubertät liegt die Epiphysenfuge etwa in Mitte der halbkreisförmigen Kopffigur, der Knorpelsaum um die Epiphyse beträgt ca. 1-2 mm. Die zentral auf die Kopf treffenden Schallwellen geben einen kräftigen Reflex, die seitlich davon auftreffenden Wellen werfen schwächere Reflexe, so daß der Kopf an dem dem Schallkopf nächsten Punkt hell erscheint und die Reflexe zu den Rändern hin schwächer werden. Nach lateral folgt dem Hüftkopf der kräftige Reflex des Schenkelhalses. Der Schenkelhals sollte so angeschnitten werden, daß der Verlauf möglichst geradlinig ist, da seine Verlaufsrichtung dann weitgehend mit der Schenkelhalsachse übereinstimmt. Weiter kranial kommt die Linea intertrochanterica zur Darstellung. Sie ist in ihrer Ausprägung unterschiedlich und kann als kleine Vorbuckelung des Schenkelhalses im Ansatzbereich der Gelenkkapseln eben erkennbar sein, während sie in anderen Fällen als kräftige Vorwölbung des lateralen Schenkelhalses auffällt. Bei noch weiter kranial gelegtem Schnitt wird der Verlauf des Schenkelhalses bogenförmig, wobei medial der Hüftkopf und lateral der Trochanter major liegen.

Medial des Hüftkopfes bildet der vordere Pfannenrand einen kräftigen Kortikalisreflex mit Schallauslöschung der tiefer gelegenen Strukturen. Bei Kindern sitzt dem knöchernen Teil der Pfanne ein konusförmiger echofreier Saum auf, der dem hyalinen Knorpel entspricht.

Den knöchernen Strukturen unmittelbar aufliegend folgt die Gelenkkapsel, sie gibt ebenfalls einen kräftigen Reflex, der an der Pfanne beginnend breiter ist und bis in Hüftkopfmitte spitzzipflig ausläuft, um dann den Schenkelhals als etwa 1 mm starker Reflex nach lateral zu begleiten. Der echoarme Streifen zwischen den knöchernen Strukturen und der Kapsel entspricht der Synovialis des Hüftgelenkes, sie hat eine Breite von ca. 5 mm.

In den oberflächlichen Schichten liegen der Kapsel 3 große Muskelgruppen auf, es sind dies der Iliopsoas, der Tensor fascia latae und der Satorius mit dem Rectus femoris.

Der Iliopsoas bildet ein medial breitbasig beginnendes Band, das über Hüftkopf und Schenkelhals nach lateral ziehend spitz ausläuft. Die echoreicheren Strukturen, die Muskelsepten entsprechen, sind länglich, da der sonographische Schnitt schräg zur Verlaufsrichtung der Fasern liegt.

Der Tensor fascia latae bildet ein lateral breitbasig beginnendes Dreieck, das sich nach medial auf den Iliopsoas aufschiebt und mit seiner Spitze medial bis zum Hüftkopf reicht. Der M. satorius und Rectus femoris liegen als oberflächliche Schicht in Bildmitte, sie bilden einen schmalen, in Bildmitte breiteren Saum oder ein gleichseitiges, auf den Kopf gestelltes Dreieck. Die echoreichen Muskelsepten sind punktförmig, da die Muskelfasern quer zur Schnittebene verlaufen.

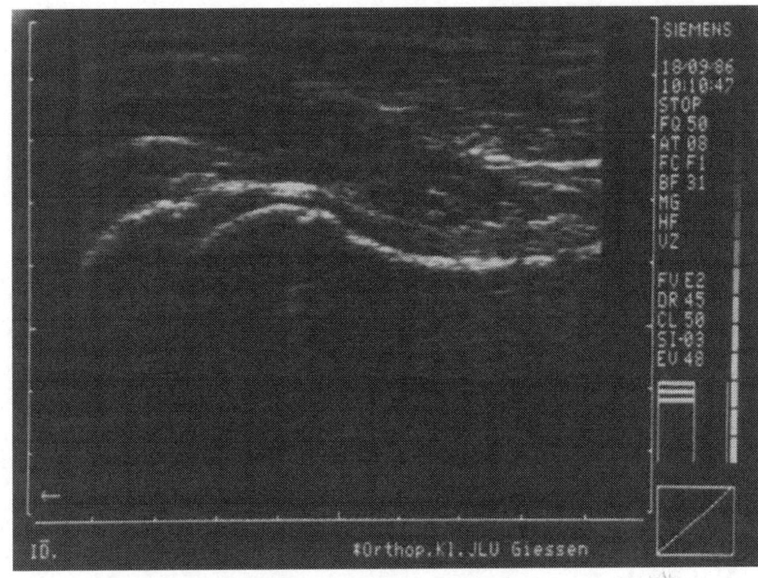

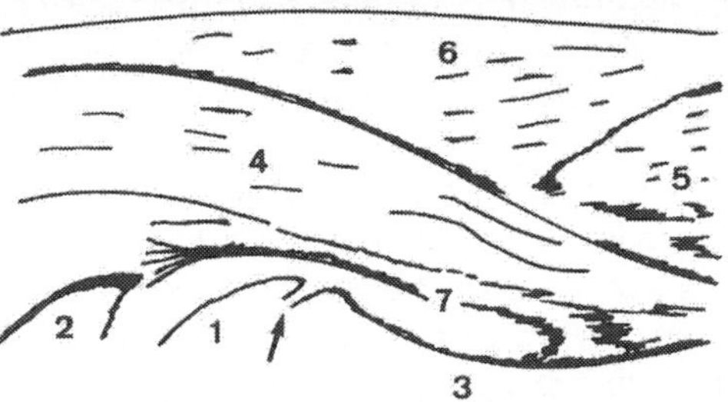

Abb. 62. Sonographischer Normalbefund bei einem 12jährigen Mädchen. Der Schnitt liegt ventral im Verlauf des Schenkelhalses (s. Abb. 61). Die Epiphysenfuge ist noch geöffnet **(Pfeil)**. **1** Epiphyse, **2** Os ileum, **3** Schenkelhals, **4** M. ilio psoas, **5** M. tensor fasciae latae, **6** M. satorius und Rectus femoris, **7** Gelenkkapsel

In der Real-time-Darstellung kann man lateral des Hüftkopfes zwischen Kapsel und Iliopsoas gelegentlich das Pulsieren des Ramus ascendens der A. circumflexa femoris lateralis erkennen.

Beurteilungskriterien

Bei der Beurteilung hat sich eine Einteilung der Befunde in:
- Veränderungen des Weichteilmantels,
- Veränderungen der Gelenkhöhle,
- ossäre Veränderungen,
- Störungen des Epiphysenwachstums und
- Messung der Antetorsion

bewährt.

Veränderungen der Weichteile können im angegebenen Schnitt häufig miterfaßt werden. Insbesondere die Beziehung von zystischen Veränderungen zur Gelenkhöhle können verdeutlicht werden. Die Lagebeziehung von Abszessen oder Zysten in diesem Bereich zur A. femoralis muß jedoch auch in anderen Schnitten (die z. B. den Längsverlauf der A. femoralis darstellen) erfaßt werden.

Veränderungen des Gelenkes, die mit einer Volumenzunahme der *Gelenkhöhle* einhergehen, lassen sich im ventralen Schnitt sehr gut beurteilen (Abb. 63 und 64). Der parallele Verlauf von Schenkelhals und Gelenkkapsel läßt diese Veränderung durch eine Zunahme des Abstandes zwischen beiden Strukturen gut erkennen. Die normale Distanz beträgt ca. 5 mm, Werte von 10 mm und mehr sind sicher pathologisch. Lateral des Hüftkopfes kann sich die Kapsel bei Ergüssen weiter ausdehnen als mechial, da die straffen Bindegewebszüge des Lig. iliofemorale im Bereich des Hüftkopfes liegen und hier eine größere Ausdehnung verhindern. Die Ausdehnung der lateralen Kapselanteile ist außer von der Menge des Ergusses auch abhängig von der Gelenkstellung. Bei Außenrotation werden die ventralen Kapselanteile angespannt und die dorsalen entspannt, bei Innenrotation umgekehrt die ventralen Teile entspannt.

Ossäre Veränderungen wie Randosteophyten oder Kortikalisdefekte können nur dann erkannt werden, wenn sie in dem ventralen Sektor, der in diesem Schnitt überblickt wird, liegen (Abb. 65 und 67). Der Sektor umfaßt einen Winkel von ca. 60°.

Defekte in der Kortikalis des Hüftkopfes, wie sie beim Morbus Perthes im Stadium des scholligen Zerfalls oder bei der Hüftkopfnekrose des Erwachsenen auftreten, führen zu einer Unterbrechung des glatten Kortikalisreflexes. Frühzeitigere Stadien der Hüftkopfnekrose mit Minderung der Durchblutung des Hüftkopfes und Umbauprozessen an der Spongiosa werden nicht erfaßt. Wie häufig solche Veränderungen mit Reizzuständen des Gelenkes und sonographisch faßbaren intrakapsulären Volumenzunahmen verbunden sind, ist noch nicht bekannt.

Usuren am Hüftkopf entsprechen in ihrer Form denen an anderen Gelenken. Sie sind zumeist rundliche scharfrandig begrenzte Kortikalisdefekte.

Osteophyten führen ebenfalls zu einer Unterbrechung der glatten Kortikalis. Im Gegensatz zu den vorgenannten Defekten, bei denen die Knochengrenze unter dem Ausgangsniveau lag, liegt sie im Bereich von Osteophyten darüber.

Störungen des Epiphysenwachstums treten bei enchondralen Dysostosen, Morbus Perthes und der Epiphysiolysis capitis femoris auf. Sie führen zu typischen Veränderungen der Hüftkopfschenkelhalsfigur. Vom Auftreten der Hüftkopfkerne bis zum Schluß der Epiphysenfuge verändert sich das Verhältnis von knöcherner Metaphyse zur verknöcherten Epiphyse. Es beträgt am Ende des Wachstums ca.

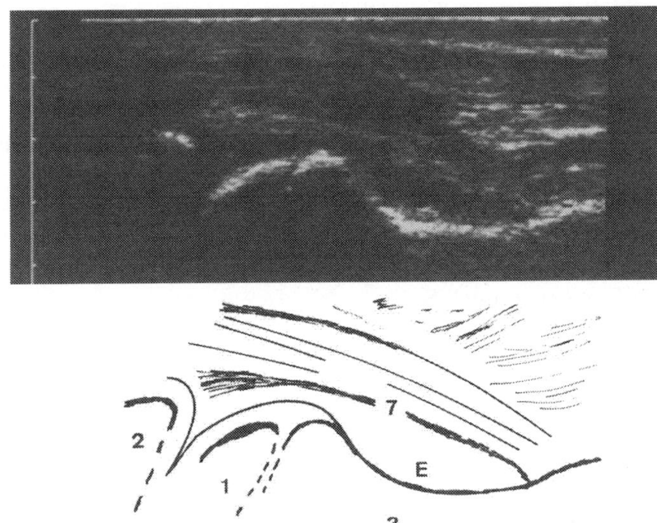

Abb. 63. Coxitis fugax. Ventraler Schnitt im Verlauf des Schenkelhalses. Bei dem 5jährigen Jungen traten 2 Wochen nach einem grippalen Infekt Hüftgelenkschmerzen auf. Das Punktat war steril. Die Gelenkkapsel **(7)** ist durch den Erguß **(E)** vorgewölbt. **1** Epiphyse, **2** Os ilium, **3** Schenkelhals

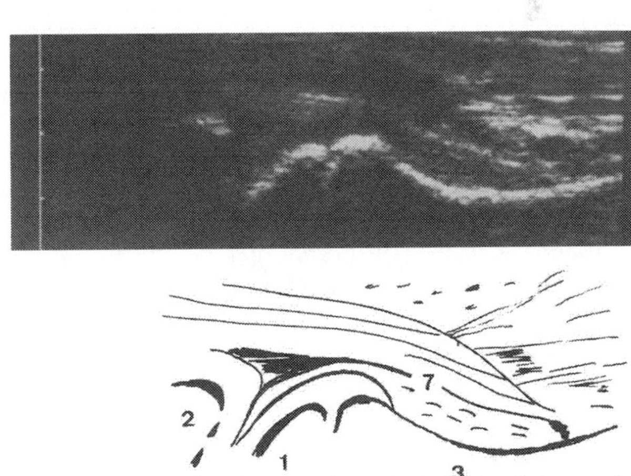

Abb. 64. Gleicher Patient wie Abb. 64, eine Woche später. Ventraler Schnitt im Verlauf des Schenkelhalses. Der Abstand zwischen Schenkelhals **(3)** und Hüftgelenkkapsel **(7)** ist kleiner geworden. Der intrakapsuläre Raum erscheint echoreicher als in Abb. 64. Der Patient war zu diesem Zeitpunkt beschwerdefrei. **1** Epiphyse, **2** Os ilium

1:1. Differenzen im Seitenvergleich können ein frühes sonographisches Zeichen des Morbus Perthes sein. Auch bei den enchondralen Dysostosen ist das Verhältnis von Epiphyse zu Metaphyse gestört. Da die Störung hier symmetrisch besteht, hilft nur ein Vergleich mit etwa gleichaltrigen Kindern weiter.

Bei der Epiphysiolysis capitis femoris führt das Gleiten der Kopfkappe zu einer Stufenbildung in Höhe der Epiphyse, wobei die Höhe der Stufe dem Abrutsch proportional ist. (s. Abb. 70). Wenn sonographische Schnittebene und Abrutschrichtung übereinstimmen, entspricht 1 mm Stufe ca. 5° Abrutsch.

Lagerungstechnik zur Durchführung der *Antetorsionsbestimmung* s. „Technik der Untersuchung", S. 63.

Krankheitsbilder

Hüftdysplasie

Die Beurteilung des Hüftgelenks auf Ausbildung der Gelenkpfanne und Überdachung des Hüftkopfes läßt sich beim Säugling nach den von Graf angegebenen Kriterien durchführen, zu einem späteren Zeitpunkt ist dies sonographisch nicht mehr möglich. Durch die Bestimmung des Antetorsionswinkels lassen sich Abweichungen vom Normbereich feststellen. Sofern vergrößerte Antetorsionswinkel vorliegen, sollte dieser Befund radiologisch abgeklärt werden. Dysplasiearthrosen können zu Gelenkergüssen führen, die sich nach Abklingen des arthrotischen Reizzustandes wieder zurückbilden. Die intrakapsuläre Raumforderung stellt sich durch Vorwölbung der Kapsel dar. Wenn Osteophyten auftreten und im ventralen Gelenkanteil liegen, führen sie zu Stufenbildungen in der Kortikalis.

Koxarthrose

Bei Koxarthrosen kommt es zu einer Verschmälerung des Gelenkspaltes, Sklerosierung der subchondralen Strukturen, Osteophytenbildung und zu zystischen Veränderungen. Von diesen radiologischen Veränderungen lassen sich Osteophyten und Zysten nur dann darstellen, wenn sie zu einer Destruktion der Kopfkortikalis geführt haben, und in dem ventral überschaubaren Sektor liegen. Osteophytäre Veränderungen der Hüftpfanne liegen eher im kranialen Anteil, so daß sie sonographisch in dem ventralen Schnitt in der Regel nicht abgebildet werden. Die osteophytären Ausziehungen am Übergang vom Hüftkopf zum Schenkelhals führen in der sonst glatt begrenzten Hüftkopfschenkelhalsfigur zu einer *Stufenbildung* am Übergang vom Hüftkopf zum Schenkelhals (Abb. 65). Auch im Verlauf der Koxarthrose treten gelegentlich Hüftgelenkergüsse auf.

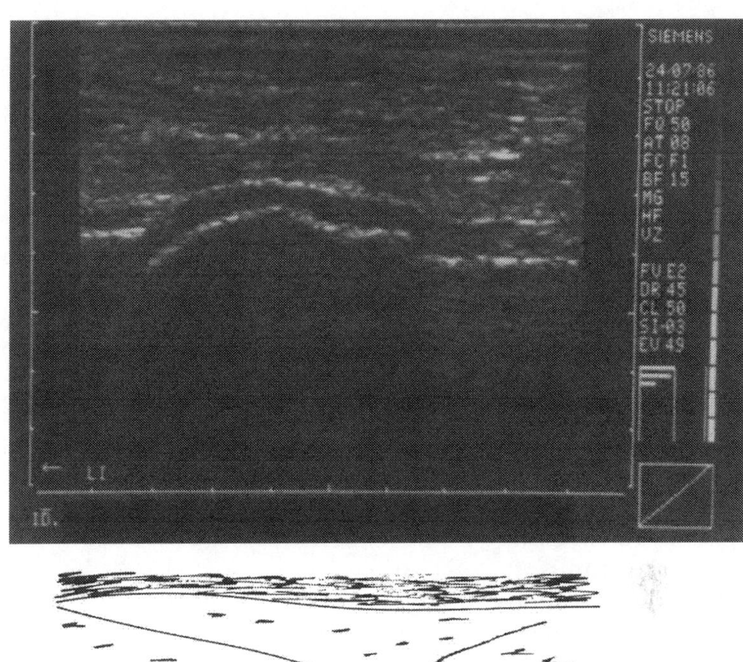

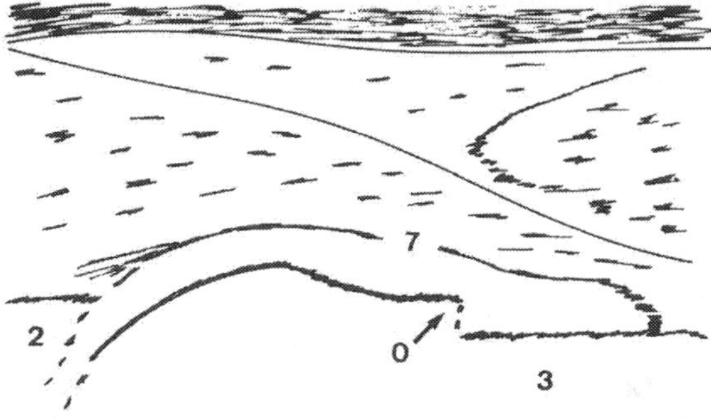

Abb. 65. Koxarthrose. Ventraler Schnitt im Verlauf des Schenkelhalses. Durch einen Osteophyten **(O)** wird die sonst glatte Kontur der Hüftkopf-Schenkelhals-Silhouette in Höhe des Überganges vom Kopf zum Schenkelhals stufenförmig unterbrochen. **2** Os ileum, **3** Schenkelhals, **7** Hüftgelenkskapsel

Hüftkopfnekrose

Frühe Stadien der Hüftkopfnekrose des Erwachsenen sind sonographisch nicht erfaßbar. Erst dann, wenn es zu arthrotischen Veränderungen des Gelenkes gekommen ist, treten die gleichen sonographischen Zeichen wie bei einer Koxarthrose auf.

Koxitis

Ursache der Koxitis können Erkrankungen des rheumatischen Formenkreises oder Infektionen sein. Sonographisches Leitsymptom ist der Gelenkerguß mit Abhebung der Gelenkkapsel vom Schenkelhals. Prinzipiell sind intrakapsuläre Volumenänderungen möglich bei:

- rheumatoider Arthritis,
- Morbus Bechterew,
- Psoriasisarthritis,
- bakterieller Arthritis,
- reaktiver Arthritis (postinfektiöse Arthritis),
- Hüftkopfnekrose,
- Hüftdysplasien,
- idiopathischer Koxarthrose,
- Epiphysiolysis und
- Morbus Perthes.

Aus der Volumenzunahme allein ist eine Differenzierung nicht möglich. Zusätzliche sonographische Veränderungen an der Hüftkopf-Schenkelhals-Figur (Usuren, Osteophyten, Änderungen der Epiphysen-Metaphysen-Relation, Stufenbildungen, Kortikalisunterbrechungen) können eine weitere Eingrenzung ermöglichen. Die letztendliche Diagnose wird jedoch aus den anamnestischen Angaben und der Summe der Befunde (Klinik, Labor, bildgebende Verfahren) gestellt werden.

Die intrakapsuläre Volumenzunahme stellt sich in der Regel echoarm dar.

Bei der *reaktiven Arthritis* können ausgeprägte Kapselabhebungen auftreten, die sich mit Abklingen der Symptome wieder zurückbilden (s. Abb. 63 und 64). Nach Punktion der Gelenke bestand in der Regel immer noch eine Abhebung der Gelenkkapsel, und es ist anzunehmen, daß diese Veränderungen durch eine zelluläre Proliferation der Synovalis verursacht wurde. Solange die Distanz zwischen Kortikalis und fibröser Kapsel (am Übergang vom Schenkelhals zum Hüftkopf gemessen) weniger als 10 mm beträgt, ist die Aussicht, genügend Material für eine laborchemische und bakteriologische Untersuchung zu gewinnen, gering.

Bei der *Infektarthritis* sind die Ergüsse oft ausgeprägter als bei den reaktiven Arthritiden und den Erkrankungen des rheumatischen Formenkreises. Die Kapsel ist oft schwer abgrenzbar, gelegentlich bestehen Durchbrüche des Ergusses in die umliegenden Weichteile. Nekrotisches Gewebe führt dazu, daß innerhalb des Ergusses echoreichere Strukturen auftreten.

Die Hüftgelenkbeteiligung bei der pCP tritt meist erst auf, wenn die Diagnose bereits bekannt ist (Abb. 66).

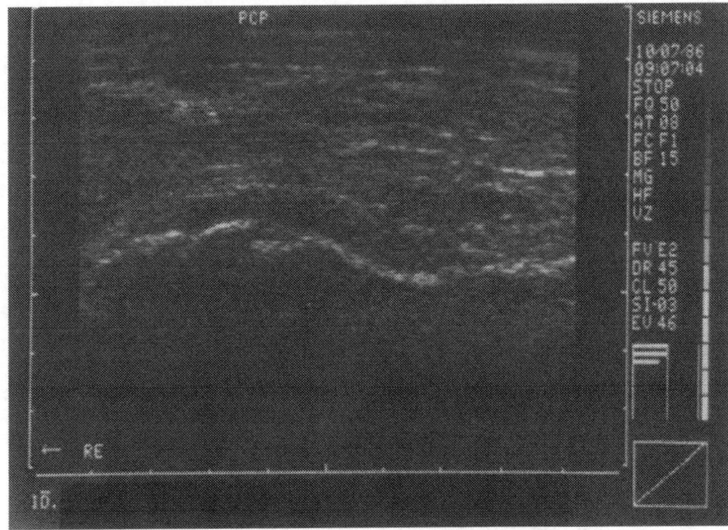

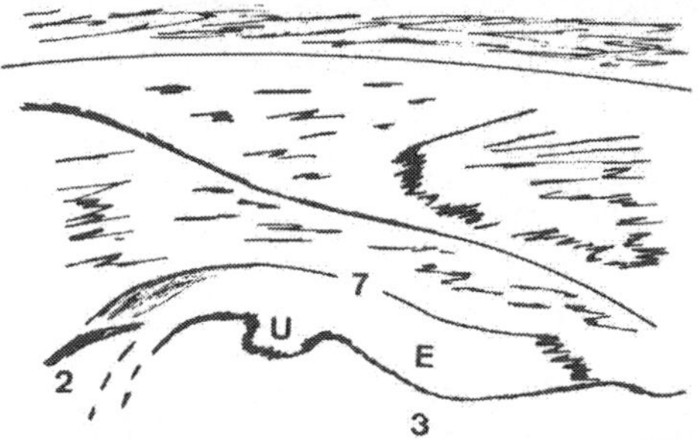

Abb. 66. Hüftgelenkbefall bei rheumatoider Arthritis. Ventraler Schnitt im Verlauf des Schenkelhalses. Die Hüftgelenkkapsel **(7)** ist durch eine intrakapsuläre Raumforderung **(E)** vom Schenkelhals **(3)** abgehoben. Die halbkreisförmige Kontur des Hüftkopfes ist durch eine Usur **(U)** unterbrochen. **2** Os ileum

Beim *M. Bechterew* können Hüftgelenksbeschwerden in sehr frühen Stadien auftreten. Hüftgelenkbeschwerden mit deutlicher sonographischer Kapselabhebung bei nur geringen radiologischen Veränderungen sollten daher weitere diagnostische Schritte zur Abgrenzung einer ankylosierenden Spondylarthritis nach sich ziehen.

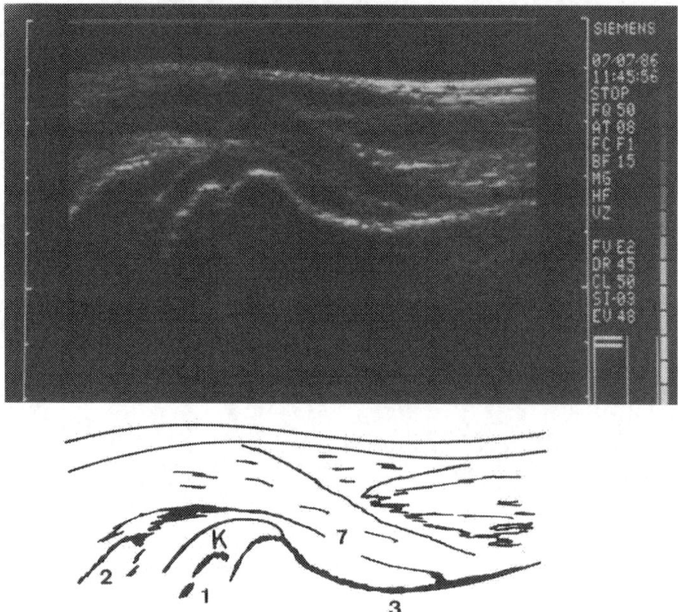

Abb. 67. Morbus Perthes, Stadium der Sklerosierung. Ventraler Schnitt im Verlauf des Schenkelhalses. Die verknöcherte Epiphyse **(1)** ist sehr flach, die Gelenkkapsel **(7)** ist nicht vorgewölbt. Der knorpelige Anteil des Hüftkopfes **(K)** ist gut abgrenzbar. **2** Os ileum, **3** Schenkelhals

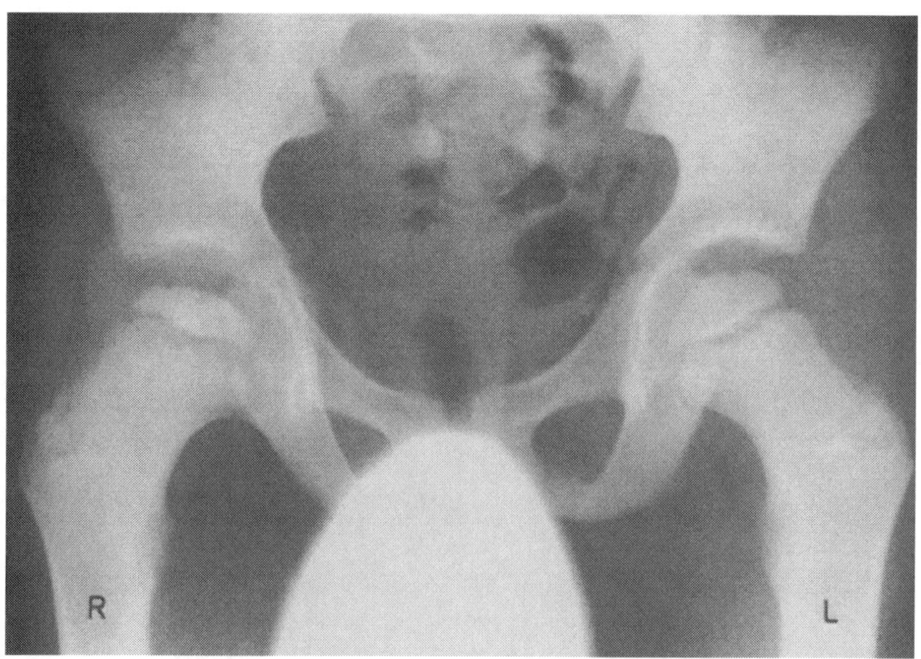

Abb. 68. Röntgenbefund zu Abb. 68

Störungen des Epiphysenwachstums

Unter diesem Oberbegriff wurden die *enchondralen Dysostosen, Morbus Perthes* und *Epiphysenlösungen* zusammengefaßt.

Enchondrale Dysostosen gehen mit einer allgemeinen Verminderung des Wachstums an den Epiphysen einher. Am Hüftgelenk wird dies in dem oben angegebenen sonographischen Schnitt durch eine Abflachung der Epiphyse deutlich. Beim Morbus Ribbing bleibt die Kortikalis der Epiphyse erhalten, ist jedoch gegenüber einem Normalbefund deutlich abgeflacht. Beim Morbus Fairbanks kommt es zu ähnlichen Veränderungen im Bereich der Epiphyse und Metaphyse, wie sie beim Morbus Perthes im Stadium des scholligen Zerfalls auftreten.

Das charakteristische Bild von Schenkelhals und Hüftkopf wird beim *Morbus Perthes* im Verlauf der Erkrankung unterschiedlich verändert (Abb. 67 und 68). Im Anfangsstadium bleibt die glatte Begrenzung der Kortikalis erhalten. Auf der erkrankten Seite entwickelt sich eine Verschiebung des Verhältnisses von Epiphyse zur Metaphyse zugunsten der Metaphyse. Erklären läßt sich das dadurch, daß die verknöcherte Epiphyse auf der erkrankten Seite im Wachstum gegenüber der gesunden Seite zurückbleibt. Der Vergleich mit der gesunden Seite ist immer notwendig, da sich das Verhältnis von verknöcherter Epiphyse zur Metaphyse im Laufe des Wachstums ändert und keine festen Zahlen für ein Alter angeben lassen (cave bds. Erkrankungen). In den Anfangsstadien der Perthes-Erkrankung bleibt die Epiphysenkortikalis intakt und bildet sonographisch eine glatte echoreiche Linie. Im Stadium des scholligen Zerfalls ist der Epiphysenkern nekrotisch. Schalldurchlässige Bereiche treten auf (Abb. 69). Das Bild des Epiphysenkerns ist nicht mehr homogen echoreich, sondern zeigt einen Wechsel echoarmer und echoreicher Bezirke. In wenigen Fällen der Perthes-Erkrankung (2 von 11 in unserem Krankengut) kam es zu einem Hüftgelenkerguß, der sich dann in der bereits beschriebenen Form darstellte.

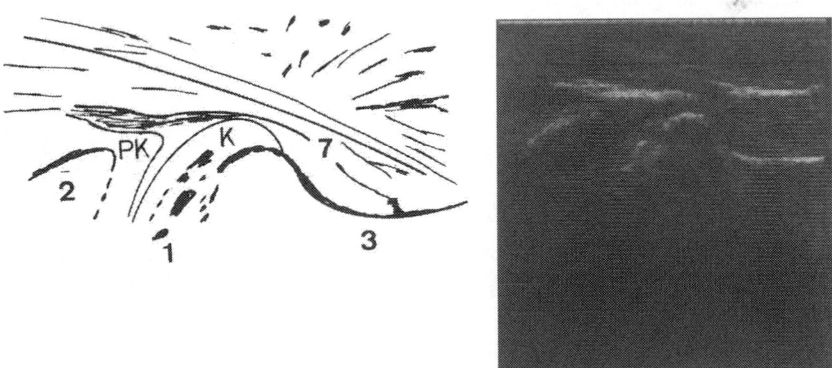

Abb. 69. Morbus Perthes, Stadium des scholligen Zerfalls. Ventraler Schnitt im Verlauf des Schenkelhalses. Die sonst glatte Kortikalisbegrenzung der Epiphyse **(1)** ist aufgelöst, das Bild der Epiphyse ist gekennzeichnet durch echoreiche Sprenkel, die von echoärmeren Strukturen umgeben sind. Der echofreie hyaline Knorpel **(K)** ist gegen die echoarme Epiphyse und den Wachstumsknorpel des Pfannendaches **(PK)** gut abgrenzbar. **2** Os ileum, **3** Schenkelhals, **7** Hüftgelenkkapsel

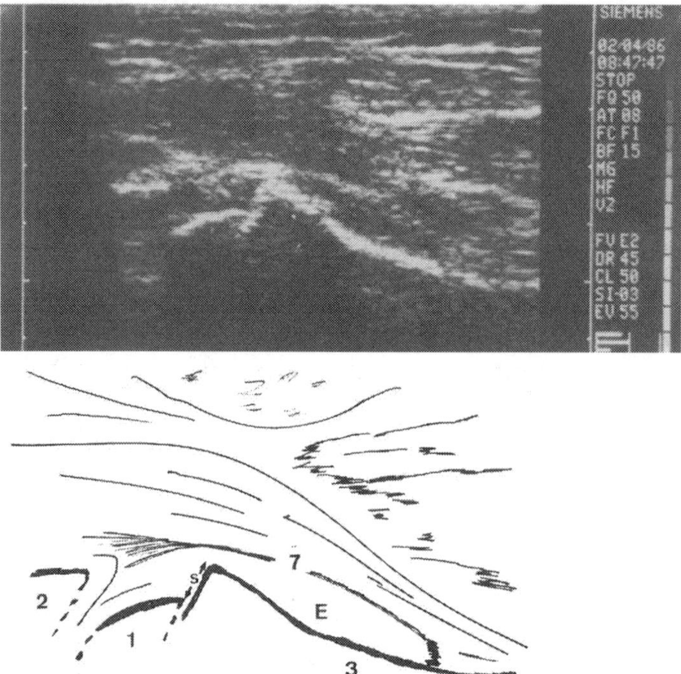

Abb. 70. Epiphysiolysis capitis femoris. Ventraler Schnitt im Verlauf des Schenkelhalses. Die Epiphyse **(1)** ist gegen den übrigen Schenkelhals und Hüftkopf um die Strecke **(s)** verlagert. Die Gelenkkapsel **(7)** ist durch eine intrakapsuläre Raumforderung **(E)** vom Schenkelhals abgehoben. **2** Os ileum

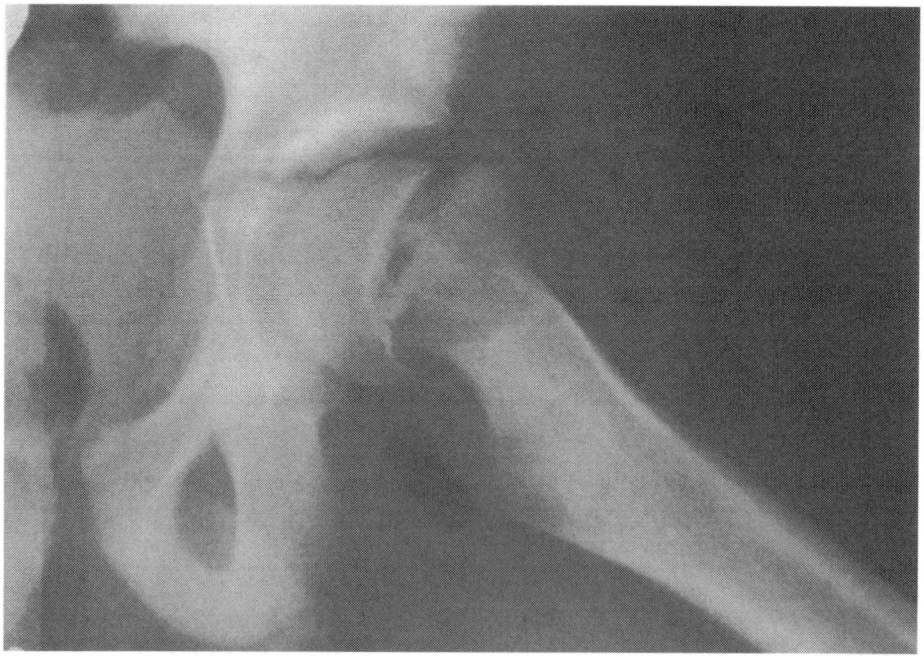

Abb. 71. Röntgenbefund zu Abb. 71

Ob der Hüftgelenkerguß auch als Frühzeichen der Perthes-Erkrankung auftritt, kann noch nicht sicher gesagt werden. In den späteren Stadien scheint er Folge eines ungenügenden Containments zu sein.
Bei der *Epiphysiolysis capitis femoris* kommt es in über 90% der Fälle zu einer Kranial- und Ventralverlagerung des Schenkelhalses gegenüber der Kopfkappe. Der sonographische Normalbefund des Jugendlichen ist gekennzeichnet durch eine halbkreisförmige Kontur des Hüftkopfes, in dessen Mitte die Epiphysenfuge liegt.

Kommt es zur Dislokation der Epiphyse, so entsteht eine Stufe in Höhe der Fuge (Abb. 70 und 71). Bei der Untersuchung ist die größte Stufe dann eingestellt, wenn die Schnittebene in der Ebene des Abrutsches liegt. Das Ausmaß des Kappenabrutsches entspricht dann dem radiologisch gefundenen Dislokationswinkel. 1 mm Stufenbildung entspricht ungefähr 5° Kappenabrutsch. Gleichzeitige Gelenkergüsse wurden bei Patienten mit kurzer Anamnese (Zeitpunkt der Epiphysendislokation weniger als 1 Monat vom Untersuchungszeitpunkt zurückliegend) gefunden. Sie waren nicht vom Ausmaß des Abrutsches abhängig.

Literatur

Endler F et al. (1984) Vermessung von Hüftröntgenbildern Orthop Röntgendiagnostik 5:16-5.29

König G, Schult W (1973) Der AT- und Schenkelhalsschaftwinkel des Femur. Bücherei des Orthopäden, Bd 10, Enke, Stuttgart

Graf R (1983) Die sonographische Beurteilung der Hüftdysplasie mit Hilfe der „Erkerdiagnostik". Z Orthop 121: 693-702

Kramps HA (1979) Einsatzmöglichkeiten der Ultraschalldiagnostik am Bewegungsapparat. Z Orthop 118: 355-364

Morscher E (1961) Die mechanischen Verhältnisse des Hüftgelenkes und ihre Beziehung zum Halsschaftwinkel und insbesondere zur AT des Schenkelhalses. Z Orthop 94: 375-394

Moulton A, Upadhyay SS (1982) A direct method of measuring femoral anteversion using ultrasound. J Bone Joint Surg [Br.] 64 B 14

Rippstein J (1955) Zur Bestimmung der AT des Schenkelhalses mittels zweier Röntgenaufnahmen. Z Orthop 86: 345-360

Wilson DJ (1984) Arthrosonography of the painful hip. Clin Radiol 35: 17-19

Kniegelenk

Technik der Untersuchung

Prinzipiell sollte das Kniegelenk in allen Bereichen, die sonographisch zugänglich sind, untersucht werden. Es eignet sich besonders die Gelenkschnittführung oberhalb der Patella, in der Mitte des oberen Recessus sowie infrapatellar über dem Hoffa-Fettkörper (Abb. 72). Davon ausgehend sollten parallele Schnittführungen jeweils zu den beiden Kondylen medial und lateral durchgeführt werden. Danach erfolgt die Schwenkung des Applikators um 90°, um mit Querschnitten beginnend kranial über den Muskelmassen des M. quadriceps mit Erfassung des M. vastus medialis und M. vastus lateralis den gesamten oberen Recessus abzubilden. Nach Überschreiten der Patella wird in Querschnittsdarstellung auch der infrapatellare Raum dargestellt. Unerläßlich ist die Untersuchung unter Beugung des Kniegelenkes, denn dabei wird die Deformierung des Hoffa-Fettkörpers, das Tiefertreten der Patella sowie die Verschmälerung des oberen Recessus beobachtet. Das ist insbesondere bei Ergußbildung wichtig, weil die Verlagerung der liquiden Massen in die parapatellaren Räume studiert werden kann. Auch scheint bei Beugung eine Sogwirkung zu entstehen, durch die die Flüssigkeiten in den oberen Recessus gelangen (Abb. 73).

Danach sollte der Patient auf den Bauch gedreht werden. Beginnend mit einer Schnittführung über die A. poplitea werden der mediale und der laterale Kondylus in Längsschnitten aufgesucht. Die Miterfassung der Epikondylen führt wegen deren irregulären Strukturen leicht zu Fehlinterpretationen, so daß für eine sichere Beurteilung nur der Raum zwischen den beiden Kondylenhöckern zur Verfügung steht.

In Querschnitten - bei Schwenkung des Applikators um 90° - wird nun nochmals von kranial nach kaudal der Gesamtkniegelenkbereich „ausgeleuchtet". Besonders wichtig ist die Schnittebene der Fossa intercondylaris, des Gelenkspaltes und des dorsalen inferioren Recessus.

Die Verwendung eines Linear-array-Scans erschwert die dynamische Untersuchung des Kniegelenks, da bei Beugung der Applikator sehr leicht von der Unterfläche „abhebt" und nur eine kleine Ankopplungsfläche bleibt. Dies zwingt zur Nutzung einer Vorlaufstrecke. Dagegen ermöglicht der Sektorscanner bei kleiner Ankopplungsfläche auch in der Fossa poplitea eine dynamische Untersuchung, also unter teilweiser Bewegung des Gelenkes (Abb. 74).

Es kann hilfreich sein, den Oberschenkel zu komprimieren, um die Aufstauung der V. poplitea in unmittelbarer Nachbarschaft der A. poplitea zu erkennen

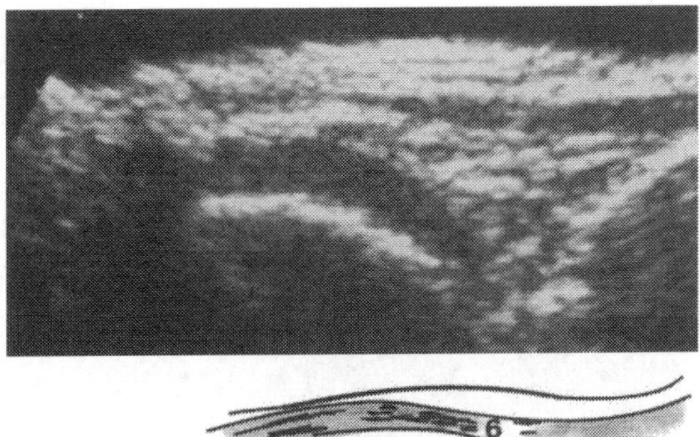

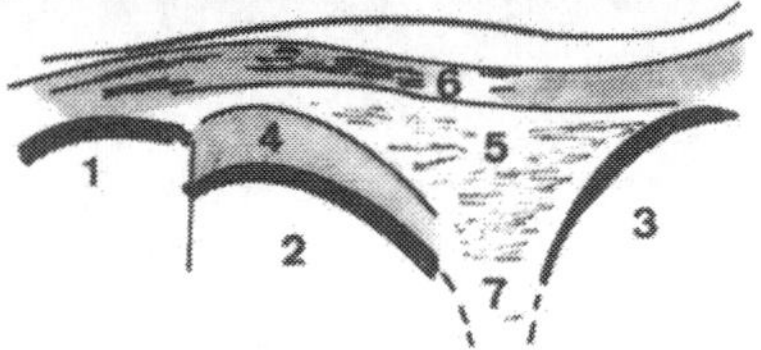

Abb. 72. Gonitis rechts bei seit 13 Jahren bekannter rheumatoider Arthritis, infrapatellarer Längsschnitt. **1** Patella, **2** Condylus femoris, **3** Tibia, **4** präfemorales entzündliches Substrat, **5** Hoffa-Fettkörper, **6** Patellarsehne, **7** Gelenkspalt

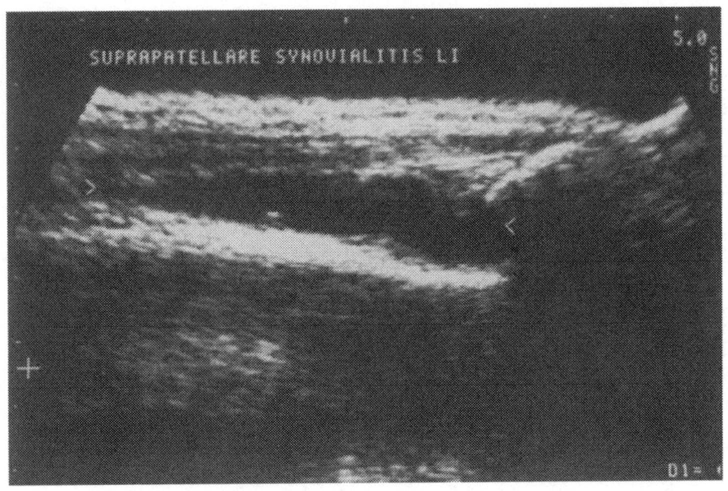

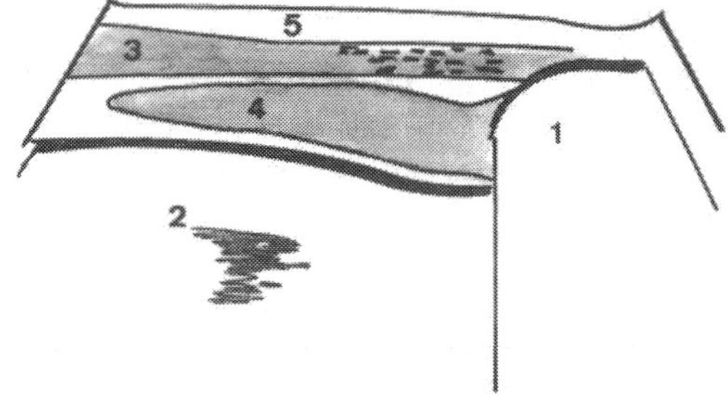

Abb. 73. Gonitis links mit suprapatellarer Exsudation bei rheumatoider Arthritis. **1** Patella, **2** Femurschaft, **3** Patellarsehne, **4** oberer Recessus mit entzündlichem Substrat, **5** Kutis und Subkutis

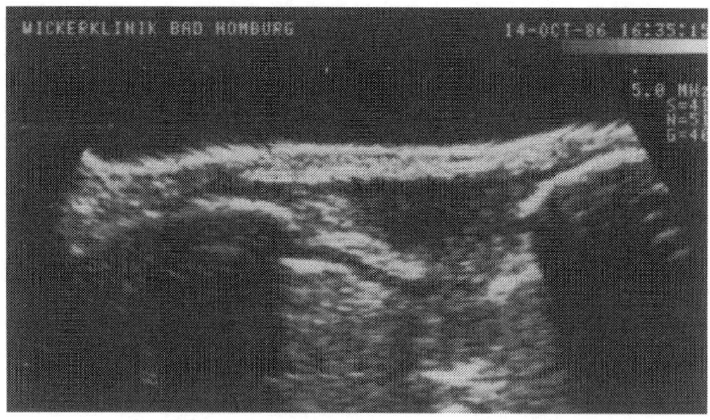

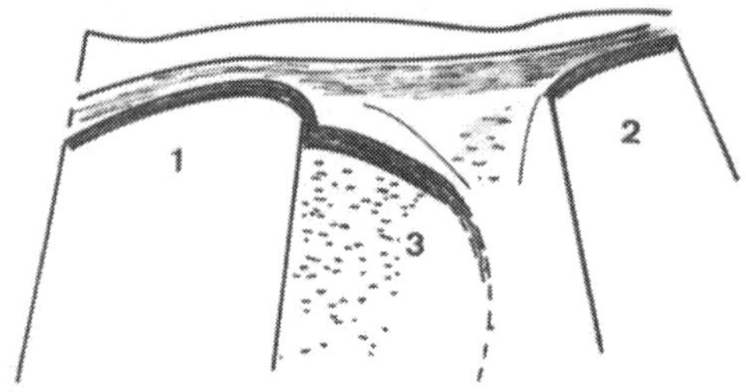

Abb. 74. Sonographisches Bild bei Kniegelenkendoprothese, Längsschnitt infrapatellar, 77jähriger Patient mit seropositiver rheumatoider Arthritis. **1** Patella, **2** Tibia, **3** Endoprothese

Normale sonographische Anatomie

Das Kniegelenk wird zunächst statisch in Längs- und Querschnitten am liegenden Patienten untersucht. Anschließend erfolgt die dynamische Untersuchung unter gleichzeitiger Gelenkbewegung. Wie die Übersichtsskizze zeigt, sind besonders 3 Längsschnittführungen hervorzuheben:

Suprapatellarer Längsschnitt

Es lassen sich folgende Strukturen erfassen

- Patella als reflexgebende Struktur mit dahinterliegender Schallauslöschung,
- Patellarsehne, die sowohl reflexgebend als auch reflexarm je nach Einstrahlwinkel abgebildet wird,
- oberer Recessus als inhomogene reflexhaltige dreiecksförmige Struktur,
- Oberfläche des Femur als reflexgebende Struktur mit dahinterliegender Schallauslöschung,
- perikondyläre Knorpel als reflexfreie, den Kondylus überziehende, in der Regel nicht mehr als 2–3 mm starke Struktur, soweit er oberhalb der Patella vortritt (Abb. 75).

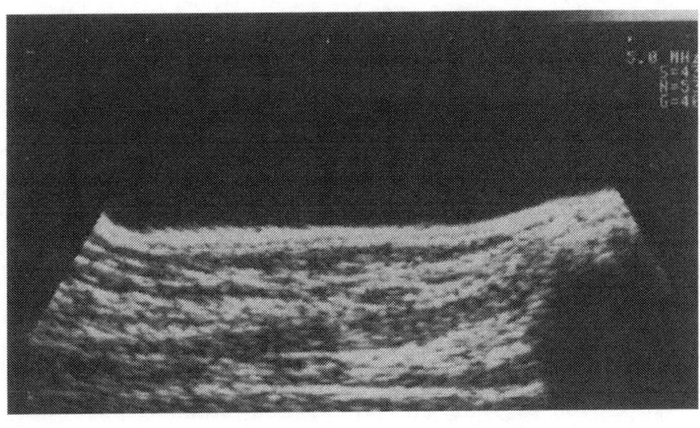

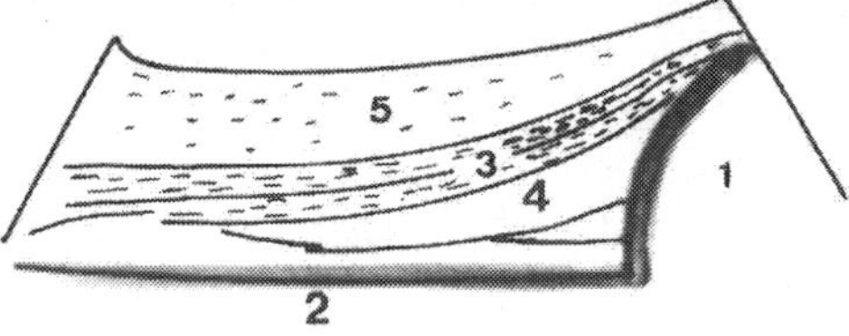

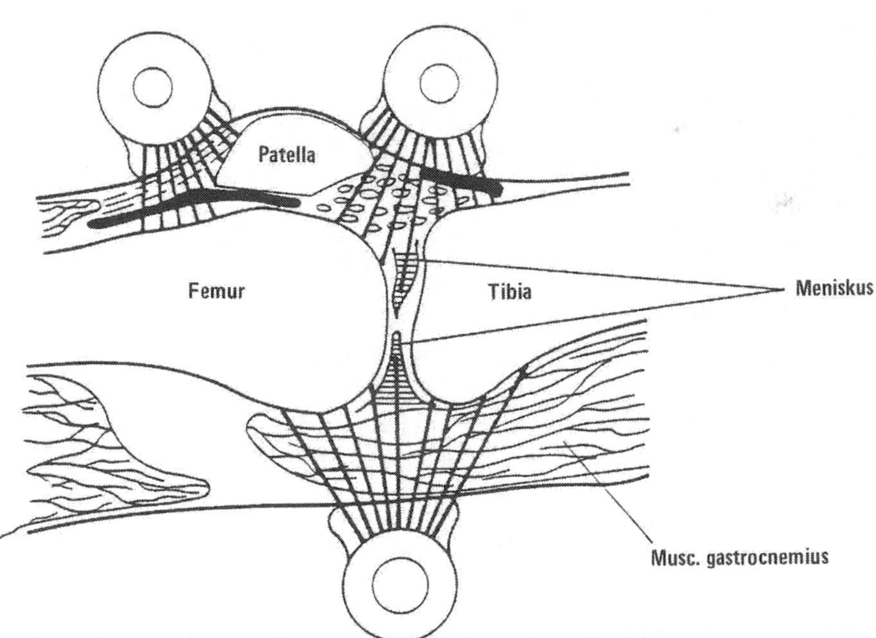

Abb. 75. Unaufälliges Kniegelenk, Längsschnitt suprapatellar *(oben)*. **1** Patella, **2** Femurschaft, **3** Patellarsehne, **4** oberer Recessus, **5** Kutis mit Subkutis. Übersichtsskizze über die Schnitte am Kniegelenk *(unten)*

Infrapatellarer Längsschnitt

Folgende Strukturen lassen sich differenzieren:

- Patella als reflexgebende Struktur mit dahinterliegender Schallauslöschung,
- mediale und der laterale Kondylus, soweit er unter der Patella hervortritt,
- Tibiavorderkante, teilweise das Tibiaplateau als starke Reflexion mit dahinterliegender Schallauslöschung,
- Hoffa-Fettkörper als reflexgebende inhomogene Struktur unterhalb der Patella, der sich unter Beugung verformt,
- präfemorale, hyaline Knorpel, der als echoarme, meist nicht mehr als 2-3 mm zu messende Struktur perikondylär gesehen wird,
- eigentliche Gelenkspalt wird durch die knöchernen Strukturen der Tibia und des Femur begrenzt und läßt sich besonders unter Bewegung deutlich erkennen,
- inferiorer Recessus wird durch die Patellarsehne und die Vorderfläche der Tibia begrenzt. Er zeigt zumeist eine irreguläre, echoreichere Binnenstruktur (Abb. 76 und 77).

Der Meniskus kann bei Verwendung eines 5 MHz-Schallkopfes nicht als einheitlich homogene Struktur abgegrenzt werden. Daher sind Läsionen von dem Normalbefund nicht zu differenzieren.

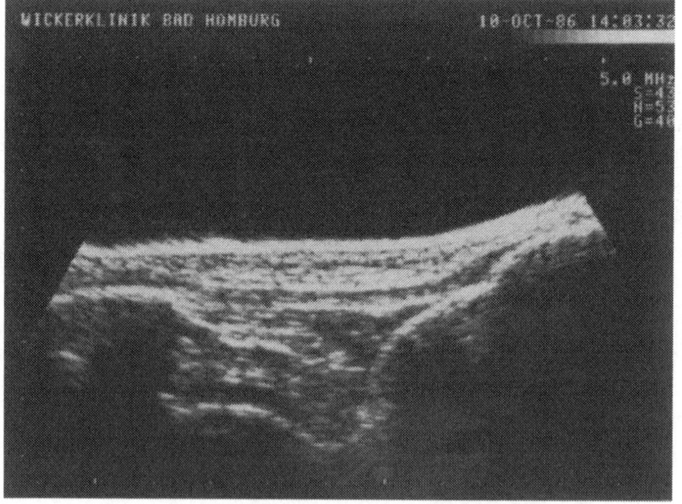

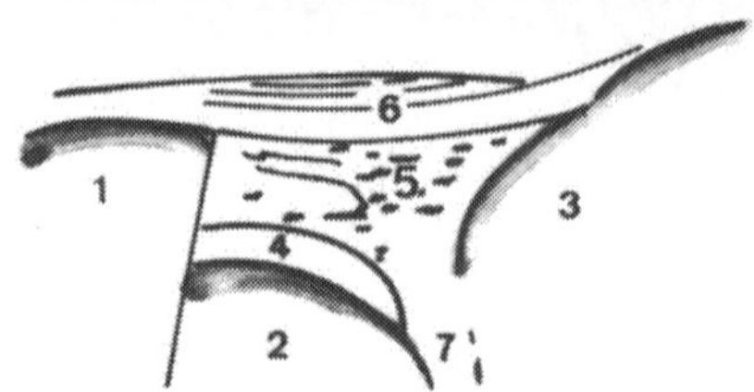

Abb. 76. Unauffälliges Kniegelenk, Längsschnitt infrapatellar. **1** Patella, **2** Condylus femoris, **3** Tibia, **4** präfemoraler hyaliner Knorpel, **5** Hoffa-Fettkörper, **6** Patellarsehne, **7** Gelenkspalt

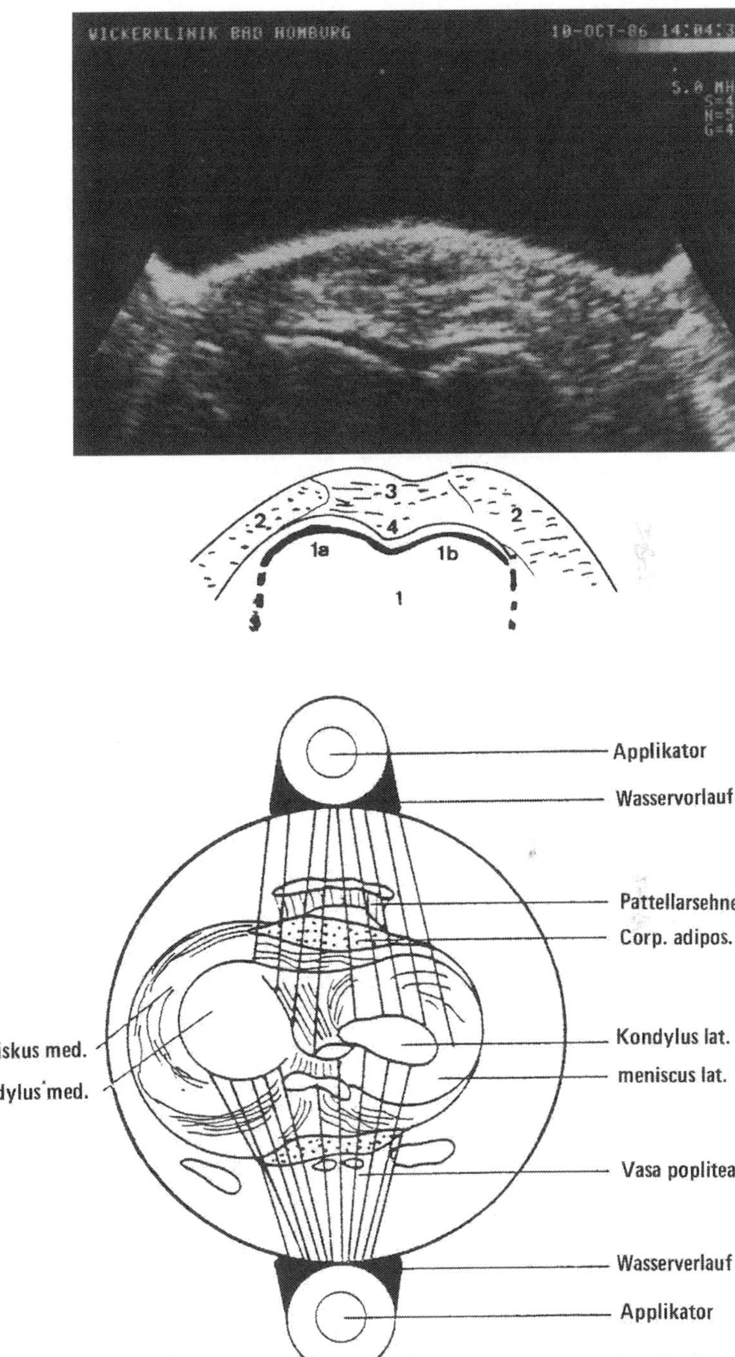

Abb. 77. Normales Kniegelenk, Querschnitt infrapatellar. **1** Femur, **1a** Condylus femoris lateralis, **1b** Condylus femoris medialis, **2** Muskulatur, **3** Patellarsehne quergeschnitten, **4** Fossa intercondylaris. Übersichtsskizze über Querschnitte am Kniegelenk (*unten*)

Dorsaler Längsschnitt

Es lassen sich folgende Strukturen differenzieren:

- beide Kondylen werden als Halb- bis Dreiviertelkreise mit nachfolgender Schattenbildung gesehen,
- A. poplitea wird am medialen Rand des lateralen Kondylus als „blinkende" Leitstruktur mit echofreiem Lumen durch ihre pulsierende Bewegung erkannt; die V. poplitea kann bei Kompression des Oberschenkels durch ihre Lumenerweiterung gesehen werden
- perikondyläre Knorpelstrukturen zeigen sich bei orthograder Schallführung auf die Kondylen als echoarme, in der Regel nicht mehr als 3 mm starke Strukturen (beim Erwachsenen)
- Die Gelenkkapsel ist zumeist durch eine zarte Fettgewebsstruktur ventral der A. poplitea getrennt. Im Normalfall kann diese Fettgewebsstruktur von dem übrigen eigentlichen Gelenkraum gut differenziert werden (Abb. 78 und 79).

Nach Arbeiten, von C. Sohn und H. Gerngroß ist es unter Verwendung eines 7,5 MHz-Schallkopfes möglich, den Meniskus zwischen Femur und Tibia im dorsalen Längsschnitt darzustellen. Dabei führt jede Art von Läsionen zur Unterbrechung des homogenen Reflexbildes, wobei Risse nach Aussage dieser Autoren zu scharf begrenzten Reflexionen führen, während Degenerationen nicht so scharf begrenzt und meist von geringer Ausdehnung sind und in der Regel multipel auftreten. Die Meniskussonographie steht zweifellos erst am Anfang. Weitere Untersuchungen müssen die ersten Ergebnisse noch untermauern.

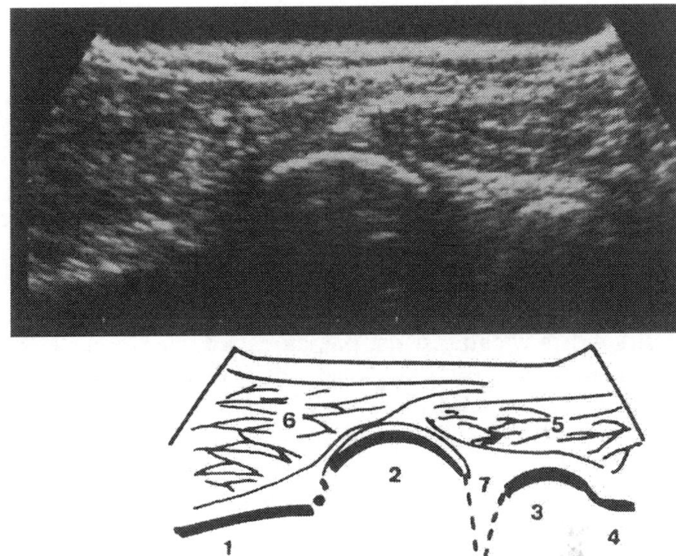

Abb. 78. Unauffälliges Kniegelenk, dorsaler Längsschnitt über dem Condylus lateralis. **1** Femurschaft, **2** Condylus femoris lateralis, **3** Tibiakopf, **4** Tibiaschaft, **5** M. gastrognemius, **6** M. biceps femoris, **7** Gelenkspalt

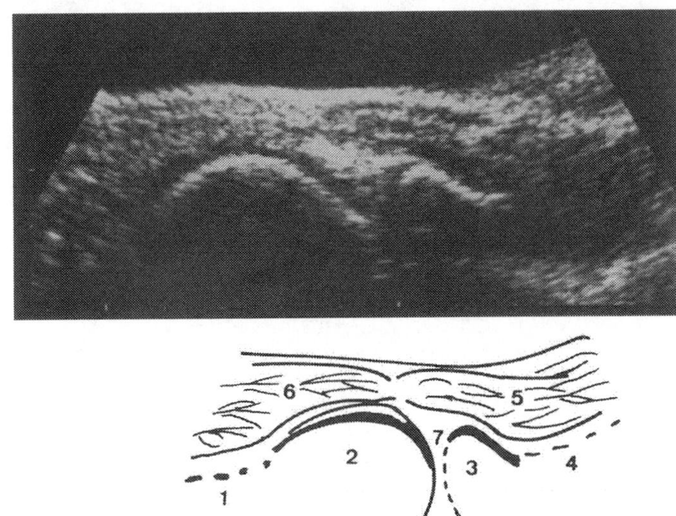

Abb. 79. Unauffälliges Kniegelenk, dorsaler Längsschnitt über dem Condylus femoris medialis. **1** Femurschaft, **2** Condylus femoris medialis, **3** Tibiakopf, **4** Tibiaschaft, **5** M. gastrognemius, **6** M. semimembranosus, **7** Gelenkspalt

Beurteilungskriterien

Im Falle entzündlicher Veränderung und/oder Ergußbildung kommt es zur verbesserten Schalleitung im betroffenen Gelenkbereich. Man findet

- bei Arthritis eine starke „Verdickung" der inneren Kapsel,
- durch verbesserte Schalleitung eine Intensivierung der Reflexion an der Knochenoberfläche, so daß knöcherne Strukturen betont werden,
- Unterbrechung der Knochenoberfläche im Falle einer ossären Destruktion (Abb. 80)
- Zunahme der Muskelreflexion bei schlechterer Abgrenzbarkeit.
- Besonders wichtig ist die palpatorische oder die gelenkkinetisch bedingte Verschiebung von Ergußmassen. So kann unter Beugung durch den Druck der Patellarsehne auf den darunterliegenden oberen Recessus dieser schwammartig ausgepreßt werden (Abb. 81).

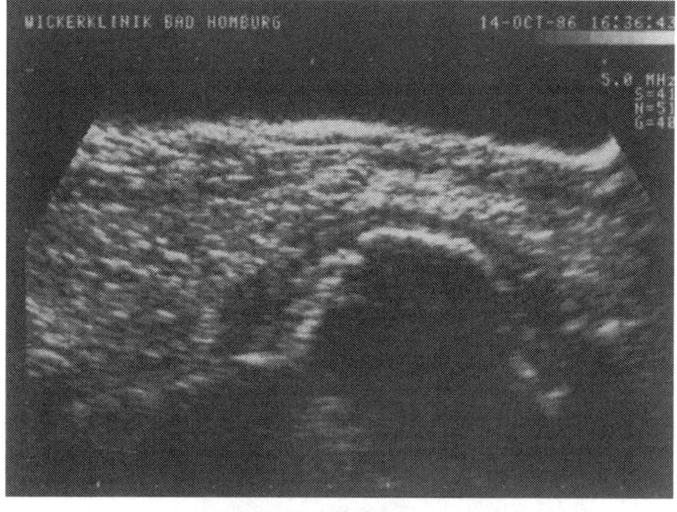

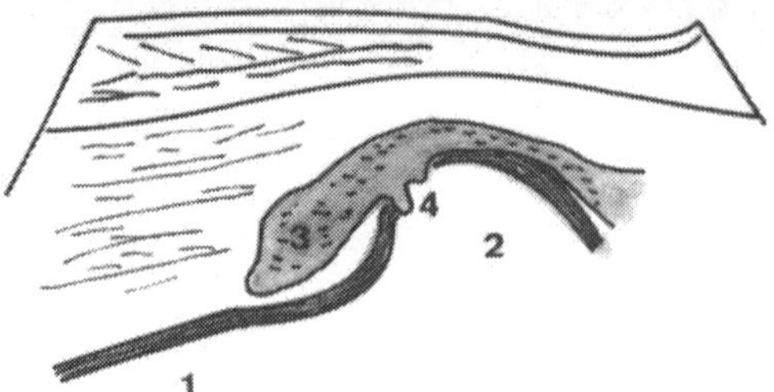

Abb. 80. Destruierende Gonitis bei rheumatoider Arthritis, Längsschnitt dorsal über dem Condylus femoris lateralis. **1** Femurschaft, **2** Condylus lateralis, **3** entzündliches Substrat, **4** ossäre Läsion

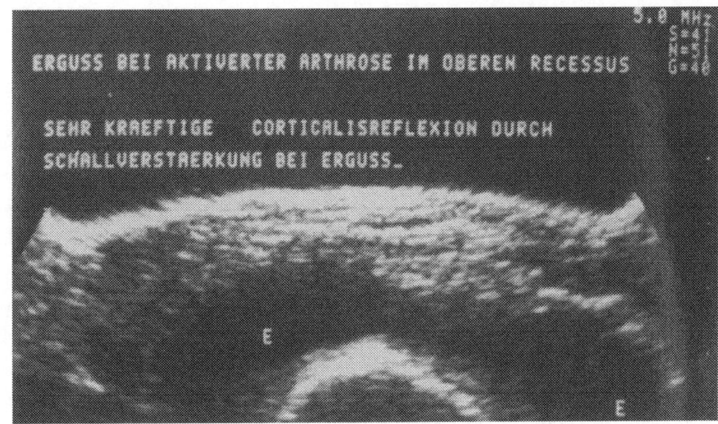

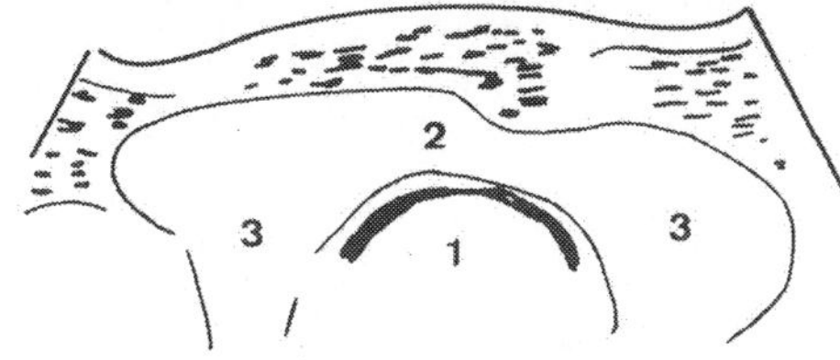

Abb. 81. Entzündliche Exsudation im suprapatellaren Recessus und parapatellar, die zu einer Verbesserung der Schalleitung in diesem Bereich führt, dadurch wesentlich verstärkte Reflexion an der Femurschaftoberfläche. **1** Femurschaft, **2** suprapatellare Exsudation, **3** parapatellare Exsudation

Krankheitsbilder

Die vorliegende Synopsis aller pathologischen Befunde zeigt folgende Übersicht (Abb. 82):

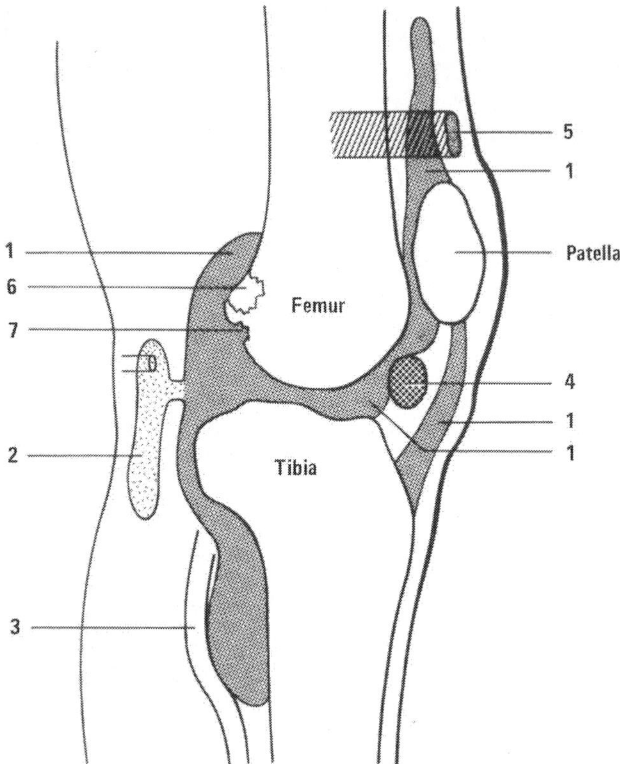

Abb. 82. Synopsis der sonographisch erfaßbaren Kniegelenkpathologica. **1** Synovialitis: suprapatellar, infrapatellar und perikondylär in der Fossa poplitea, **2** popliteale Synovialzyste, **3** erweiterter dorsaler Recessus inferioris mit Verdrängung der A. poplitea, **4** infrapatellarer Tumor, **5** suprapatellare Verkalkung, z. B. Osteochondrosis dissecans, **6** Usurbildung, **7** Erosion

Gonitis

Wir können Entzündungsprozesse nicht in allen Bereichen des Gelenkes vollständig erfassen. Es müssen die sonographisch gut erreichbaren Gelenkareale als Schaufenster zum Entzündungsgeschehen dienen. Diese sind von ventral

- oberer Recessus (Abb. 83 und 84)
- infrapatellarer Gelenkraum mit unterem Recessus (Abb. 85 und 86);
  von dorsal
- perikondyläre Gelenkkapselbereiche medial und lateral (Abb. 87),
- hinterer Gelenkspalt,
- dorsaler Recessus inferioris.

Besonders leicht und gut zu erkennen ist der obere ventrale Recessus, der sich bikonvex unter dem Entzündungsprozeß vergrößert. Er zeigt das Bild einer zigarrenförmigen echoarmen Formation oberhalb der Patella. Wegen der guten Schalleitung kommt es zu einer kräftigen Kortikalisreflexion der angrenzenden Femurstrukturen.

Entzündungsprozesse sind auch präfemoral kaudal der Patella zu sehen. Es finden sich infrapatellar Verdickungen der Synovialis, erkennbar als echoarme, den Hoffa-Fettkörper umgebende Struktur. Von dorsal bietet sich die Darstellung der Femurkondylen medial und lateral in ihrer perikondylären Synovialisumkleidung an. Gelegentlich wird als Zeichen für die beginnende Entzündung nur die Verdickung der Knorpel-Knochen-Umschlagsfalte im oberen dorsalen Recessus gesehen. Es kommt zur Verbreiterung der perikondylären Synovialis, die man als „Trauerflor" der Kondylen bezeichnen könnte. Die Verbesserung der Schalleitung perikondylär führt zu einer Intensivierung der Kortikalisreflexion, so daß ihre Konturen hervortreten. Dies erleichtert auch die Erkennung von Kortikalisunterbrechungen und leitet über zur Erkennung von knöchernen Destruktionen wie Erosionen und Usuren. Bei fortschreitenden Entzündungsprozessen wird in diesen perikondylären Synovialitiszeichen auch ein Ausfüllen des dorsalen Gelenkspaltes erreicht, so daß die Konturen des Tibiaplateaus und der dorsalen Tibiakante hervortreten. Im Ultraschallbild erscheint die dorsale Synovialitis über dem hinteren Gelenkspalt in der Form eines griechischen Tau.

Im Falle einer Dilatation des dorsalen Recessus inferioris, der in Form eines „Tropfens" die dorsale Tibiakontur betont, kommt es gelegentlich auch zur Verdrängung der in unmittelbarer Nachbarschaft liegenden Vasa poplitea, so daß eine Elongation und Kompression der Gefäße als unmittelbare Folge der entzündlich bedingten Raumforderung mitbeobachtet werden kann (Abb. 88).

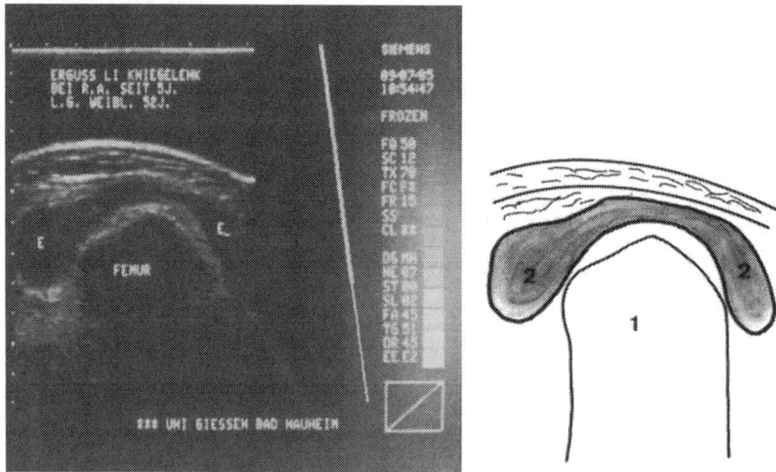

Abb. 83. 52jährige Patientin mit rheumatoider Arthritis, Querschnitt suprapatellar, Ansammlung des entzündlichen Exsudats in den parapatellaren Räumen. **1** Querschnitt des Femurschaftes mit Schallauslöschung, **2** exsudatgefüllte parapatellare Räume

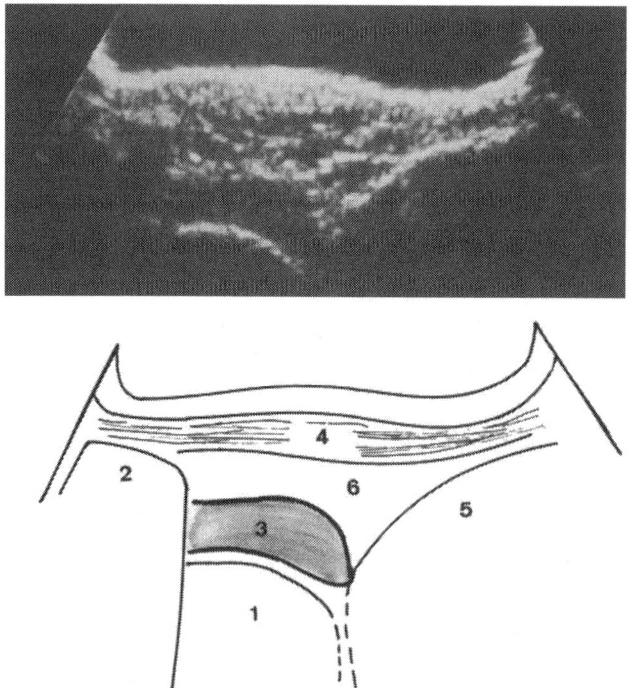

Abb. 84. 58jährige Patientin mit seropositiver rheumatoider Arthritis, infrapatellarer Längsschnitt. **1** Condylus femoris, **2** Patella mit Schallschatten, **3** infrapatellares präfemorales entzündliches Substrat, **4** Patellarsehne, **5** Tibia, **6** Hoffa-Fettkörper

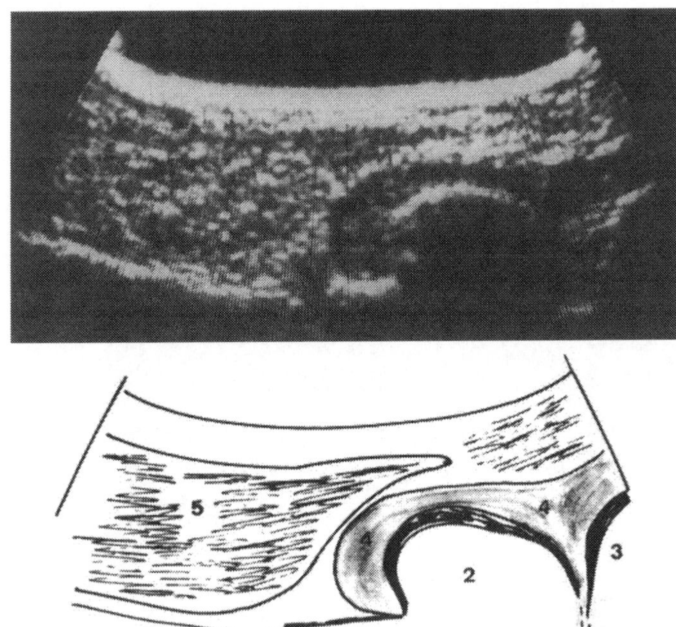

Abb. 85. 66jährige Patientin mit rheumatoider Arthritis (histologisch Synovialitis vom proliferativen Typ). **1** Femurschaft, **2** Condylus femoris lateralis, **3** Tibiakopf, **4** Synovialitis, **5** M. biceps femoris

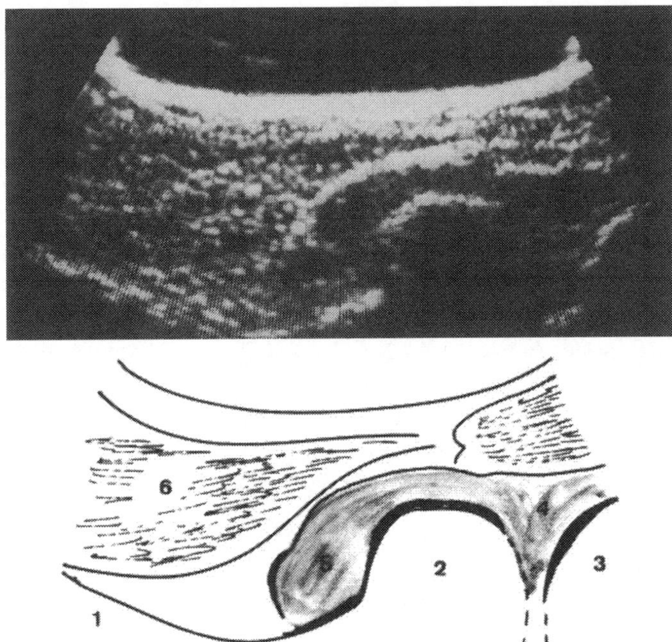

Abb. 86. 66jährige Patientin mit rheumatoider Arthritis (histologisch Synovialitis vom proliferativen Typ). **1** Femurschaft, **2** Condylus femoris lateralis, **3** Tibiakopf, **4** Synovialitis im dorsalen Gelenkspalt, **5** Synovialitis perikondylär und in der paraossären Gelenktasche, **6** M. biceps femoris

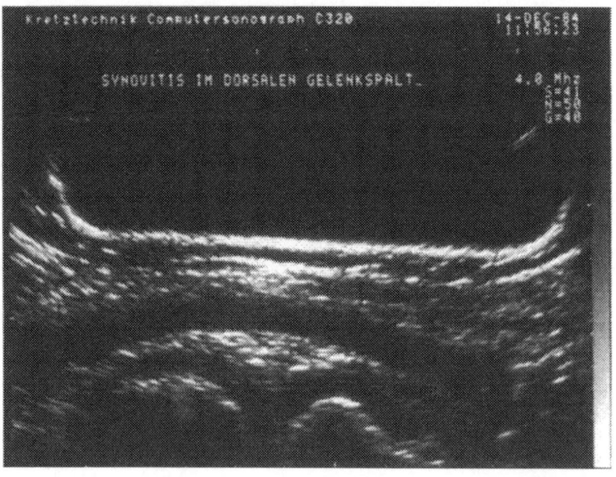

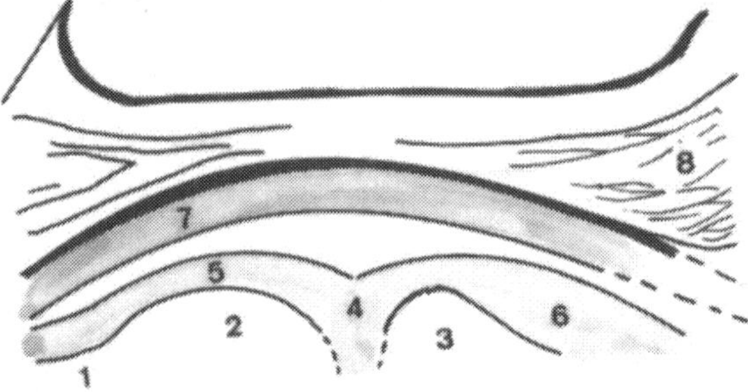

Abb. 87. 64jährige Patientin mit Psoriasisarthritis, dorsaler Längsschnitt über der A. poplitea. **1** Femurschaft, **2** Condylus femoris, **3** Tibiakopf, **4** dorsaler Gelenkspalt, **5** perikondyläres entzündliches Substrat, **6** entzündliches Substrat im dorsalen inferioren Recessus, **7** A. poplitea, **8** Muskulatur

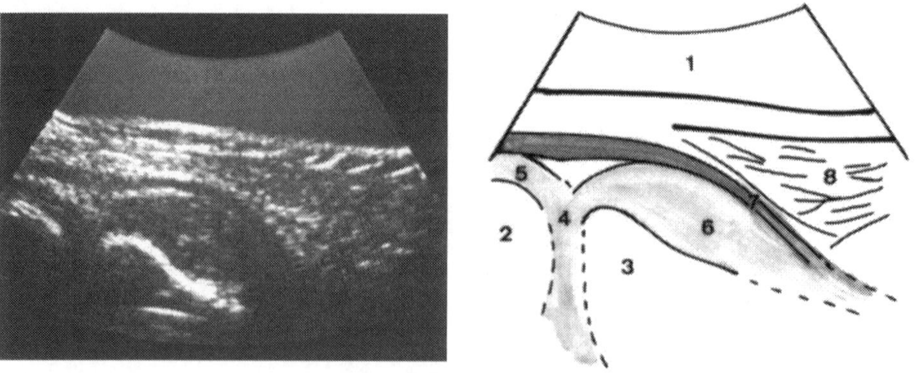

Abb. 88. 50jährige Patientin mit rheumatoider Arthritis, entzündlichem Substrat im erweiterten dorsalen inferioren Recessuss, der die A. poplitea komprimiert und nach dorsal verdrängt. **1** Vorlaufstrecke, **2** Condylus femoris, **3** Tibiakopf, **4** Gelenkspalt, **5** perikondyläres entzündliches Substrat, **6** entzündliches Substrat im erweiterten dorsalen inferioren Recessus, **7** A. poplitea, **8** Muskel

Erguß

Ergüsse finden sich an tpyischen Orten. Der Schwerkraft folgend füllen sie den vorhandenen Raum in charakteristischer Weise aus. Daher findet man sie beim liegenden Patienten in den parapatellaren Räumen. Unter Bewegung des Gelenkes kommt es zur Formveränderung der Exsudate. Ergüsse bieten von echoarm über Mischbilder mit zottenähnlichen Binnenreflexen in echoarmer Flüssigkeit viele Variationen von Reflexmustern (Abb. 89 und 90).

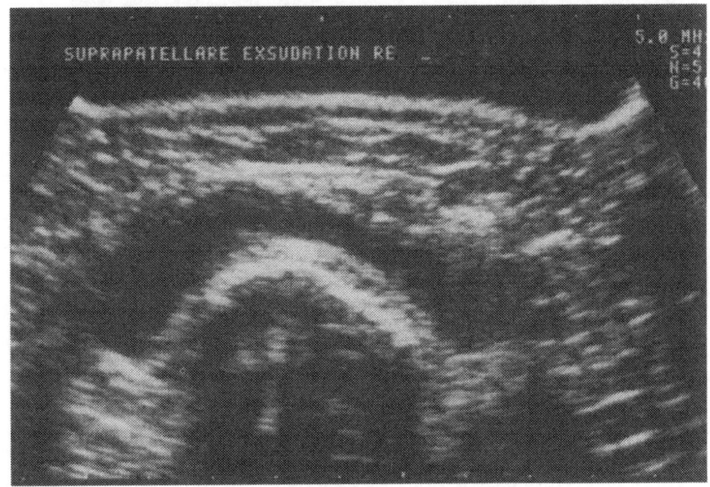

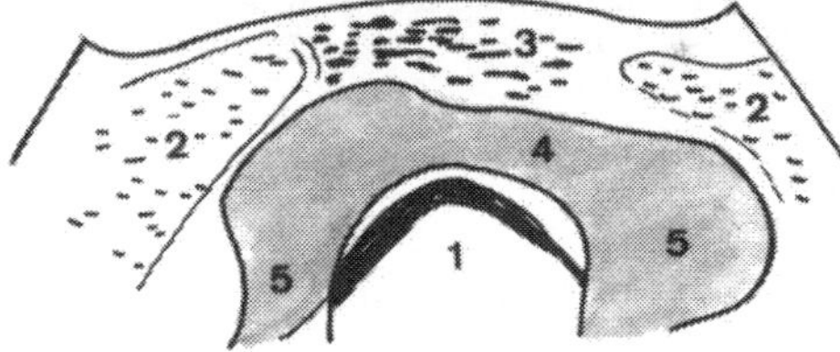

Abb. 89. Exsudation im Recessus suprapatellaris sowie in den parapatellaren Räumen bei aktivierter Arthrose, Querschnitt suprapatellar. **1** Femurschaft, **2** Muskulatur, **3** Patellarsehne, **4** Exsudation im oberen Recessus, **5** Exsudation in den parapatellaren Räumen

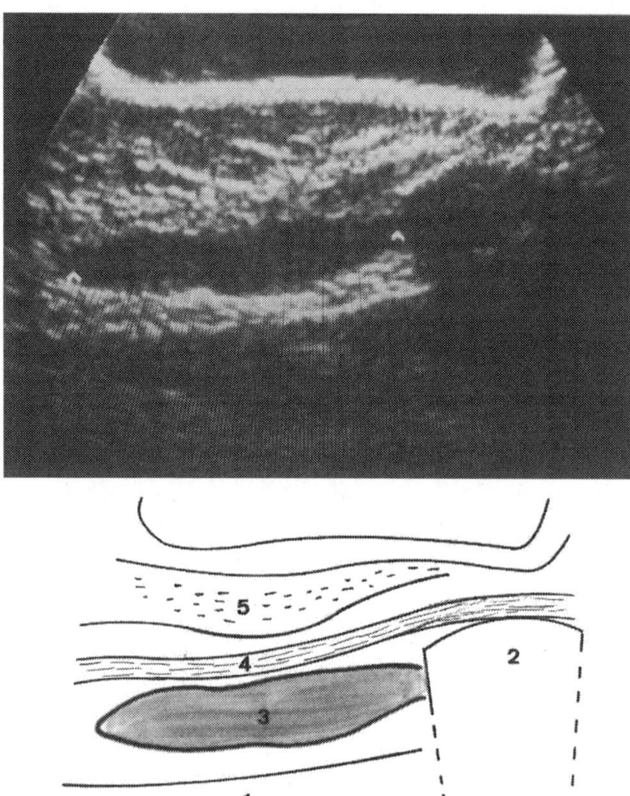

Abb. 90. Suprapatellare Ergußbildung, ventraler Längsschnitt. **1** Femurschaft, **2** Patella mit Schallschatten, **3** flüssigkeitsgefüllter oberer Recessus, **4** Patellarsehne, **5** Kutis mit Subkutis

Synovialzysten

Die extraartikulär gelegenen Flüssigkeitsansammlungen in der Fossa poplitea werden sehr häufig nach W. M. Baker benannt. Dies ist medizingeschichtlich jedoch nicht korrekt, da vor Baker schon der irische Chirurg Adams eine Beschreibung poplitealer Synovialzysten veröffentlicht hat und weil W. M. Baker in seiner zweiten klassisch gewordenen Publikation von 1885 nicht nur zystische Prozesse des Poplitealbereiches, die mit dem Gelenk kommunizieren, sondern auch Zysten in Nachbarschaft von anderen großen Gelenken, wie Hüft-, Sprung-, Schulter-, Ellbogen- und Handgelenke beschrieben hat, so daß jede Synovialzyste eines großen Gelenkes mit seinem Namen belegt werden könnte.

Im deutschen Sprachgebrauch wurden solche Synovialzysten auch Kniegelenkhernien, Poplitealzysten oder Hygrome genannt. Sie werden als scharf begrenzte Formationen im medialen Bereich der Fossa poplitea gefunden und liegen immer extraartikulär. Aufgrund der räumlichen Verhältnisse dehnen sie sich in der Regel nach kaudal aus und gelangen zwischen die Gastroknemiusköpfe. Eine Differenzierung zwischen Synovialzyste und der umgebenden Muskulatur ist aufgrund des typischen Bildes der Zyste und der meist sehr scharf begrenzten Zystenwandung leicht möglich.

Synovialzysten bilden ein sehr variables Bild in Form und Reflexmuster wie die nachfolgende Graphik zeigt. Sie treten sowohl bei Arthrose als auch bei Arthritis auf. Ob eine Differenzierung zur Genese der Zyste aufgrund des starken Reflexreichtums (Hinweis auf hohen Fibringehalt) möglich sein wird, werden weitere Untersuchungen zeigen müssen (Abb. 91-96, s. Abb. 82).

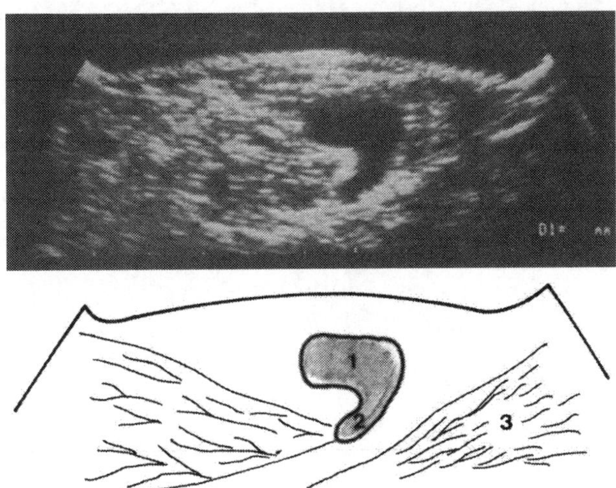

Abb. 91. Quergeschnittene popliteale Synovialzyste in der Fossa poplitea zwischen den Köpfen des M. gastrognemius. **1** popliteale Synovialzyste, **2** Verbindungskanal, **3** Muskulatur

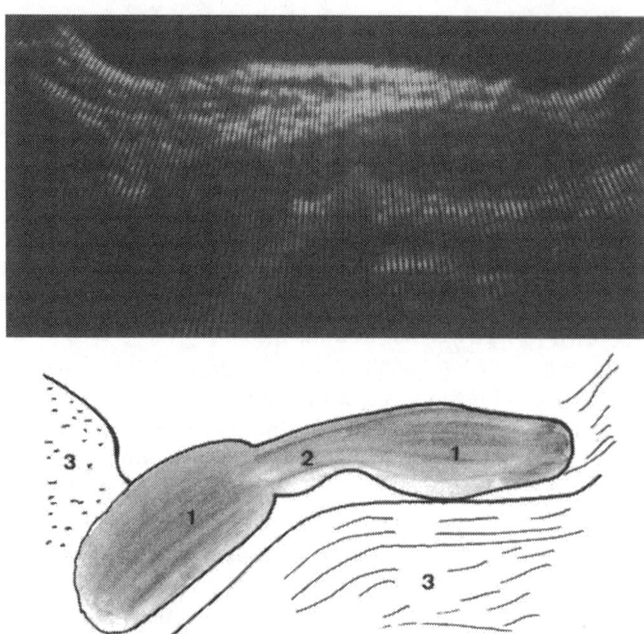

Abb. 92. Große doppelbauchige Synovialzyste bis zur Mitte des Unterschenkels reichend, Längsschnitt dorsal **1** doppelbauchige Synovialzyste, **2** Verbindungskanal, **3** Muskulatur

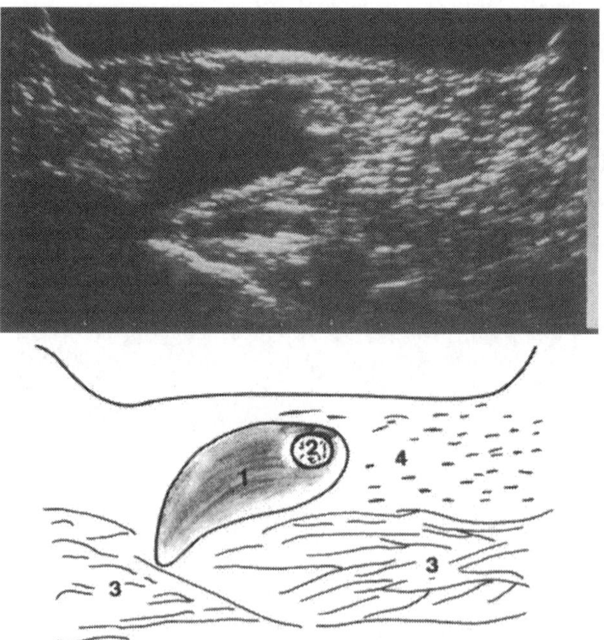

Abb. 93. Popliteale Synovialzyste an typischer Stelle mit schattengebender reflexreicher Binnenstruktur (Knochensequester) **1** Synovialzyste, **2** Knochensequester, **3** Muskulatur, **4** Binde- und Fettgewebe

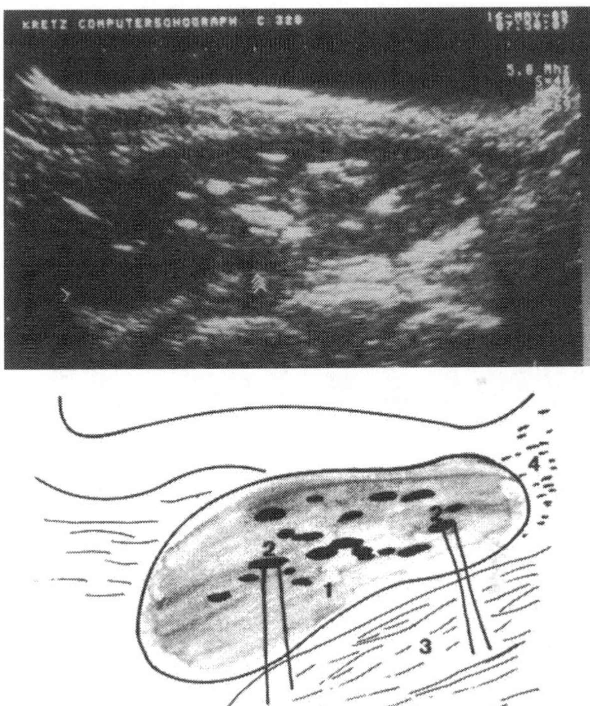

Abb. 94. Große popliteale Synovialzyste an typischer Stelle mit multiplen reflexreichen Strukturen und fakultativ auftretender Schattenbildung (Fibrinansammlung und Verkalkungen). **1** popliteale Synovialzyste, **2** kalkdichte Strukturen mit Schattenbildung, **3** Muskulatur, **4** Binde- und Fettgewebe

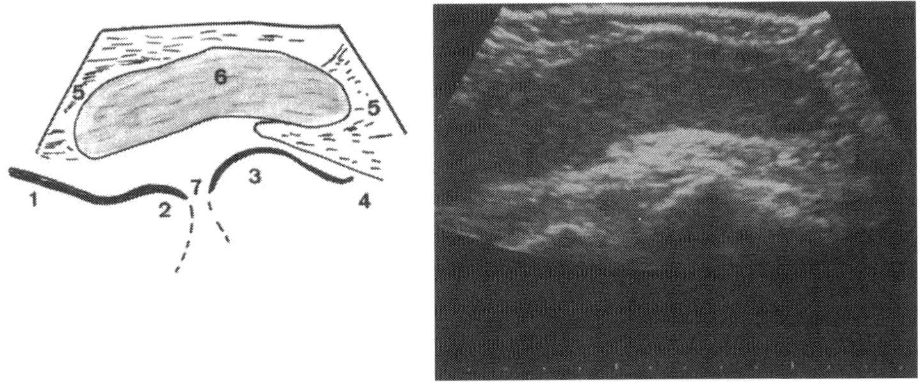

Abb. 95. Popliteale Synovialzyste bei rheumatoider Arthritis, Längsschnitt dorsal über der rechten Fossa poplitea. **1** Femurschaft, **2** Condylus femoris, **3** Tibiakopf, **4** Tibiaschaft, **5** Muskulatur, **6** popliteale Synovialzyste mit feinem Echobesatz, der auf Fibringehalt und Detritus hinweist, **7** Gelenkspalt

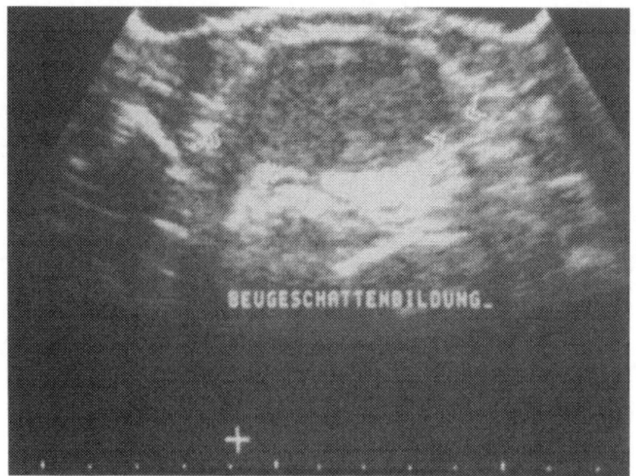

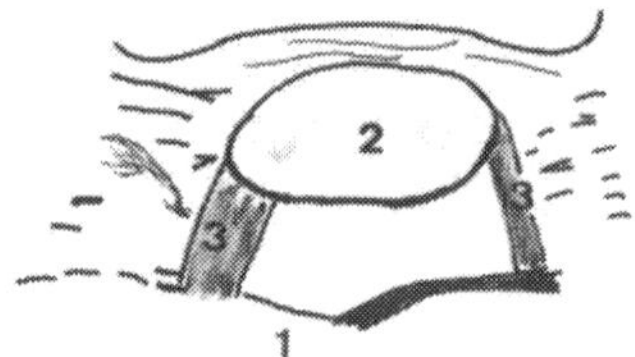

Abb. 96. Popliteale Synovialzyste in der rechten Fossa poplitea mit „Beugeschattenbildung". **1** Tibia, **2** Synovialzyste, **3** Beugeschattenphänomen

Übersicht der Formen und Echomuster poplitealer Zysten

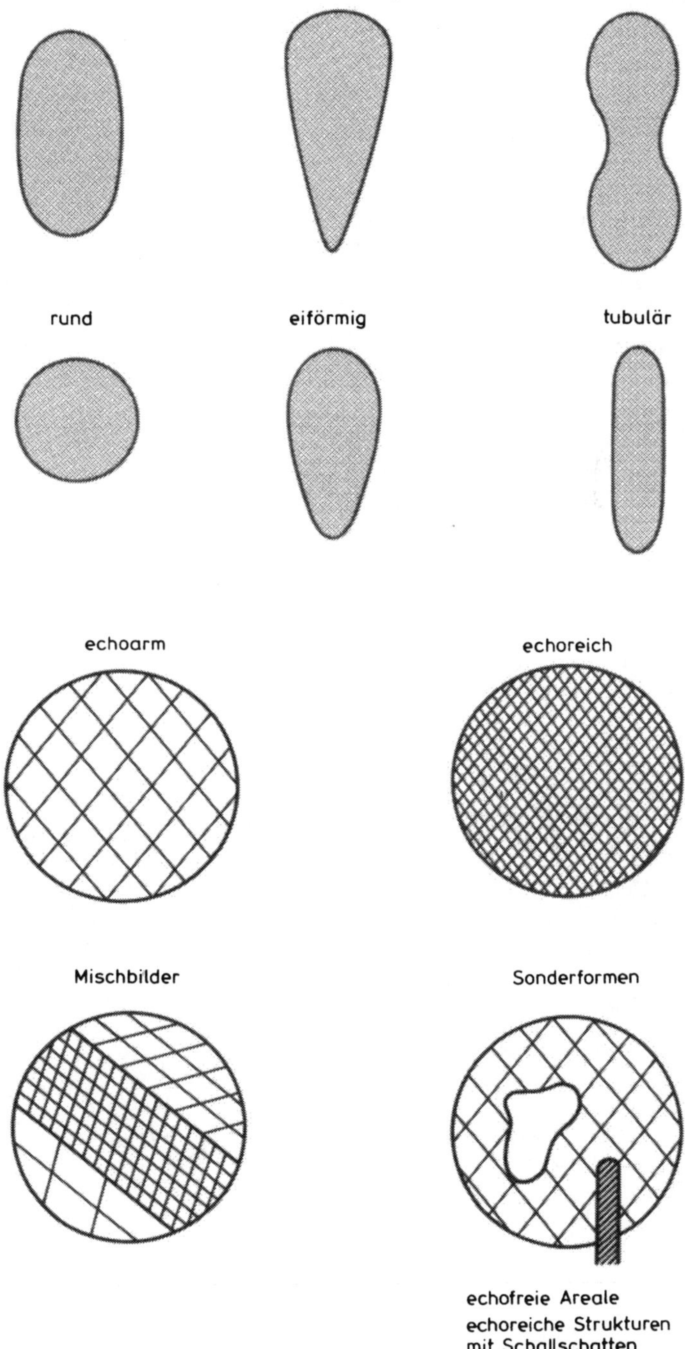

Solide Tumoren

Da die Arthrosonographie ein indirektes bildgebendes Verfahren ist, läßt sie keine Aussage zur Artspezifität eines Prozesses zu. Daher kann mit dieser Methode ein Tumor zwar dargestellt, jedoch nicht weiter klassifiziert werden (Abb. 97).

Tumoren stellen sich als Raumforderung mit unterschiedlicher Kontur und variablem Reflexmuster dar. Sie können zu folgenden Komplikationen führen:

- Verdrängung und Kompression der normalerweise vorhandenen anatomischen Struktur,
- Veränderung von Gefäßverläufen,
- sonographisch erkennbare Fernmetastasen (Leber-, Pleura-, Lymphknotenmetastasierung, Aszites).

Zysten sind die häufigsten Tumoren in der Fossa poplitea. Daneben finden sich auch Raumforderungen durch synoviale Proliferation, wie bereits besprochen. Des weiteren ist aus der Pathologie ein reichliches Repertoire verschiedenster Kniegelenktumoren bekannt. Es gibt eine Vielzahl von benignen und malignen Tumoren im Bereich des Kniegelenks, die im folgenden aufgeführt sind.

1. *Benigne Tumoren:* Lipome, Fibrome, Myxome, Angiome, Osteome, xanthomatöse Riesenzelltumoren, Chondromatosis synovialis, pigmentierte villonoduläre Synovitis.
2. *Maligne Tumoren:* maligne Synovialome mit oder ohne Riesenzellen, Tumormetastasen, besonders bei Plasmazytom und Bronchialkarzinom.

Eine artspezifische Zuordnung ist nur durch eine histologische oder zytologische Untersuchung möglich.

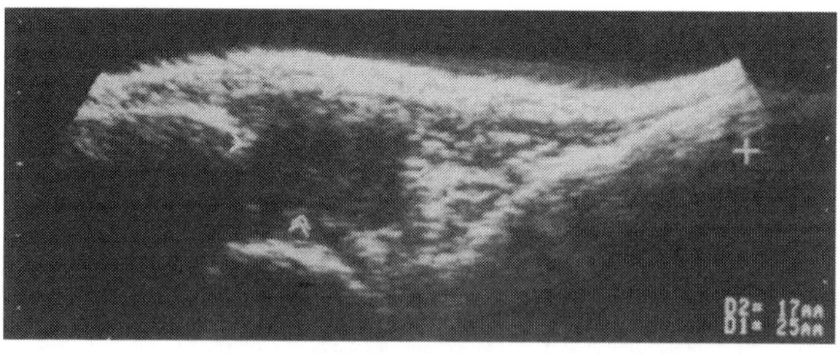

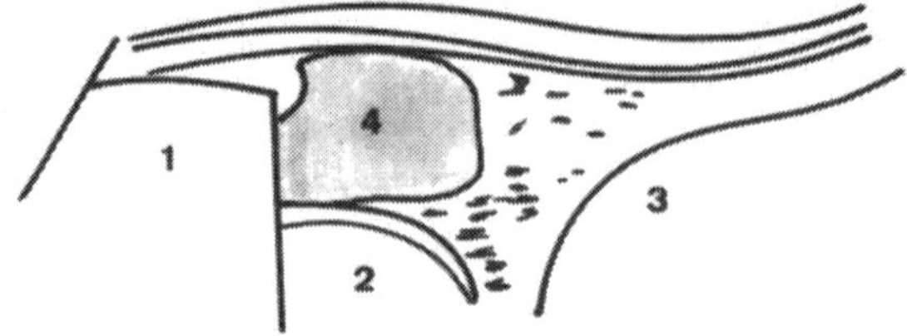

Abb. 97. Echoarme relativ scharf begrenzte Raumforderung mit Verdrängung des Hoffa-Fettkörpers infrapatellar im vorderen Kniegelenkraum, histologisch: benigner Riesenzelltumor. **1** Patella, **2** Condylus femoris, **3** Tibia, **4** Tumor

Meniskusganglion (Abb. 98)

In einzelnen Fällen lassen sich echoarme Formationen in der Nachbarschaft zur Meniskusbasis darstellen. Sie zeigen eine unterschiedliche Größe mit relativ glatter Begrenzung und rundlicher Form. Ihr zystoider Charakter zeigt sich an der nachfolgenden Schallverstärkung.

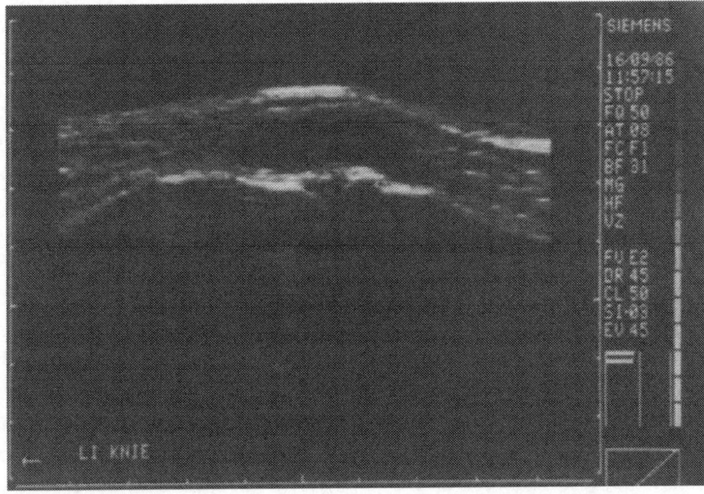

Abb. 98. Meniskusganglion. Echofreie, relativ scharf begrenzte Struktur am medialen Kniegelenkspalt, medialer Längsschnitt

Gefäßveränderungen

Da die A. poplitea in ihrem gesamten Verlauf mit Übergang in die Unterschenkelarterie leicht verfolgbar ist, werden Verdrängungen der Gefäße durch Raumforderungen in der Fossa poplitea unübersehbar. Neben Raumforderungen wie Zystenbildungen oder Tumoren zeigt sich eine Verlagerung und Abknickung der A. poplitea besonders häufig durch einen erweiterten und gefüllten dorsalen inferioren Recessus. Dies kann sowohl bei Veränderung durch Arthritis als auch durch Exsudation bei Arthrose auftreten.

Eine sonographische Untersuchung des Kniegelenkes ist bei jeder Gefäßerkrankung des Unterschenkels notwendig und indiziert. Synovialzysten der Fossa poplitea können durch ihre unerwartete plötzliche Ausdehnung nach kaudal zum Bild einer akuten Phlebothrombose oder Thrombophlebitis führen. Deshalb ist bei jedem klinischen Bild eines Unterschenkelödems auch die sonographische Untersuchung des Kniegelenks erforderlich. Zudem können Synovialzysten der Fossa poplitea zu Gefäßkompressionen führen.

Als Hinweis auf arteriosklerotische Gefäßwandveränderung finden sich irreguläre Wandstrukturen der A. poplitea mit oder ohne Schallschattenbildung. Meist zeigen sich sehr kräftige Wandreflexionen, die teilweise eine Protuberation ins Lumen des Gefäßes erkennen lassen. Auch Dilatationen und Aneurysmen der A. poplitea werden in diesem Bereich gefunden und unterscheiden sich in keiner Weise von Gefäßveränderungen, wie sie aus anderen Bereichen bekannt sind. Das Aneurysma zeigt im Falle der kompletten Gefäßwandausdehnung (Aneurysma verum) eine spontane Lumenerweiterung, weil zumindest ein Teil des Lumens durch kleine Reflexionen aufgefüllt ist. Letzterer Befund läßt auf Thrombosierung des Aneurysmas schließen (Abb. 99).

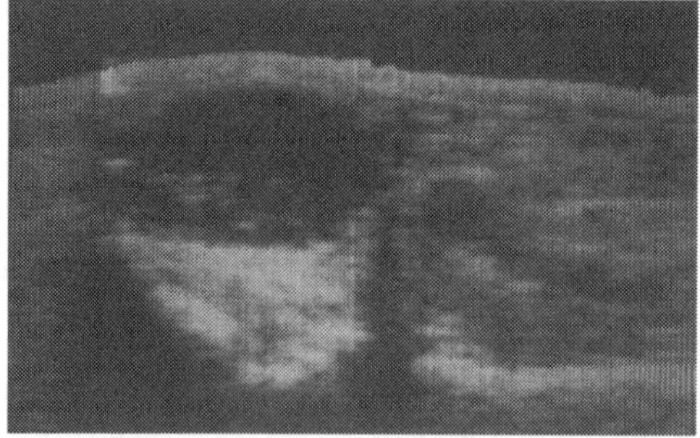

a

Abb. 99. **a** Aneurysma der A. poplitea links: einem kleineren, kranial gelegenen Aneurysma verum folgt ein größeres Aneurysma mit ausgeprägter Thrombosierung. (Die Aufnahme entstand 1979 mit dem Vidoson der Firma Siemens). **b** Befund eines Aneurysma der A. femoralis oberhalb des rechten Kniegelenkes bei einem 62jährigen Patienten mit Spätform einer rheumatoiden Arthritis mit fortgeschrittener arterieller Verschlußkrankheit. Deutliche spindelförmige Erweiterung der A. femoralis mit Umfassung des freien Gefäßlumens durch thrombosiertes Material: „Sandwich-Phänomen". Längsschnitt der A. femoralis rechts, unmittelbar oberhalb der Fossa poplitea **c** Schematische Übersicht

WICKERKLINIK BAD HOMBURG

b

1 Aneurysma
2 Aneurysma
Gefäßlumen
Thrombonenablagerung
A poplitea dextra
Femur
Tibia
Patella

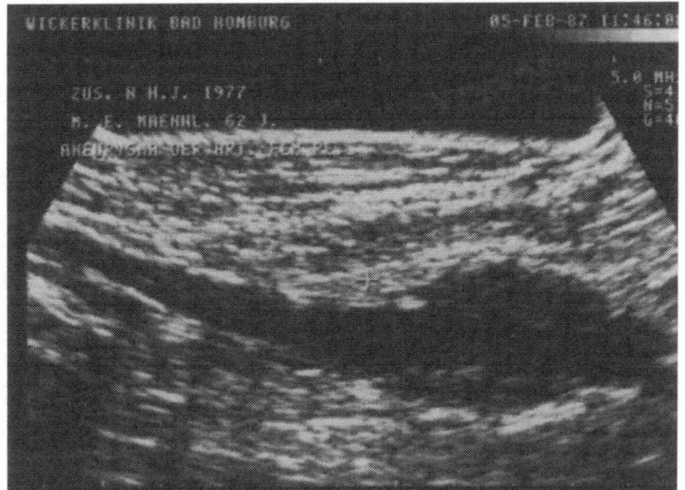

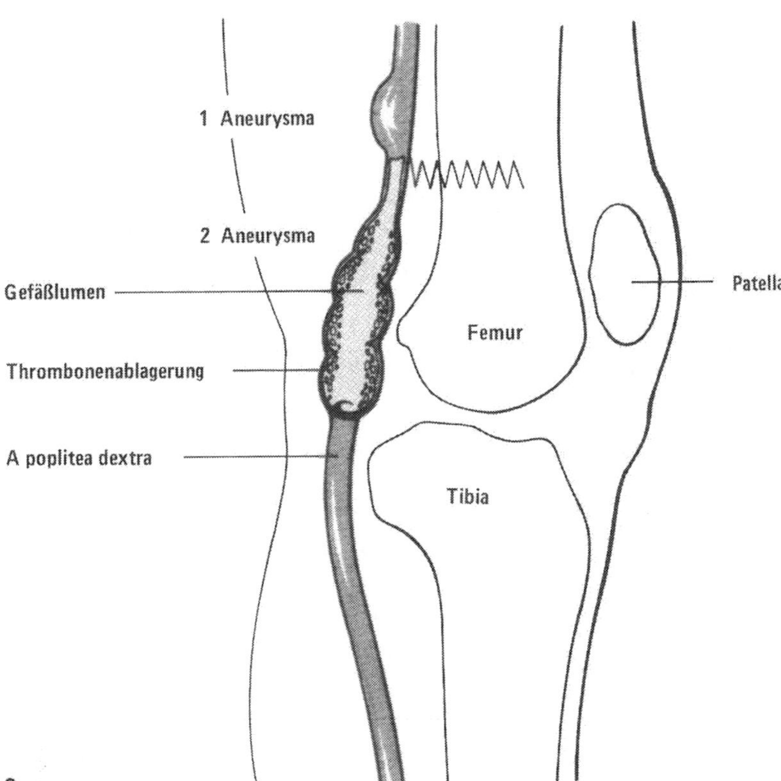

c

Abb. 99 b, c.

Literatur

Adams M (1840) Chronic rheumatic arthritis of the knee joint. Dublin J Med Sci 27: 520-522
Aisen AM, McCune WJ, MacGuire A, Carson PL, Silver TM, Jafri SZ, Martel W (1984) Sonographic evaluation of the cartilage of the knee. Radiology 153 (3): 781-784
Ambanelli U, Manganelli P, Nervetti A, Urgolotti U (1976) Demonstration of articular effusions and popliteal cysts with ultrasound. J Rheumatol 3: 134
Baker WM (1877) Formation of synovial cysts in the leg in connection with disease of knee joint. St. Bartholomew's Hosp. Rep. 13: 245-261
Baker WM (1885) The formation of abnormal synovial cysts in connection with the joints. St. Bartholomew's Hosp Rep 21: 177-190
Baldassare AR, Auclair RJ, Carls GL, Zuckner J (1977) Dissecting popliteal cyst in a child with juvenile rheumatoid arthritis. J Rheumatol 4: 186-188
Barbaric ZL, Young LW (1972) Synovial cysts in juvenile rheumatoid arthritis. A J Ro 116: 655-660
Baumann D, Kremer H (1977) Arthrografie und Sonografie in der Diagnostik von Bakerzysten. RoFo 127 (5): 463-466
Bell JM, Ross FG, Mackenzie S, Goddard PR (1985) The swollen leg: ultrasonographic demonstration of non-thrombotic causes. Postgrad Med J 61 (711): 23-27
Braunstein EM, Silver TM, Martel W et al. (1981) Ultrasonographic diagnosis of extremity masses. Skeletal Radiol 6: 157
Brockmann WP, Wilmsdorff HV (1983) Gelenke mit Real-Time Sonografie des Körpers. In: Bükkeler E, Friedmann G, Thelen H (Hrsg) Real-time-Sonografie des Körpers. Thieme, Stuttgart
Bywaters EGL (1965) Editorial. The bursea of the body. Ann Rheum Dis 24, 215-218
Carpenter JR, Hattery RR, Hunder GG (1976) Ultrasound Evaluation of popl. space: comparison with arthrography and physical examination. Mayo Clin Proc 51: 498
Childress HM (1970) Popliteal cysts associated with Undiagnosed Posterior Lesions of the medial meniscus. J Bone Joint Surg (Am) 52-A: 1487-1492
Cooperberg PL, Tsang IT, Truelove L (1978) Gray scale ultrasound in the evaluation of rheumatoid arthritis of the knee. Radiology 126: 759
Corbetti F, Schiavon F, Fiocco U, Angelini F, Gambari PF (1985) Unusual antefemoral dissecting cyst. Br J Radiol 58 (691): 675-677
DeAndrade JR, Grant C, Dixon AStJ (1965) Joint distension and reflex muscle inhibition in the knee. J Bone Joint Surg [Am] 47-A: 313-322
Dinham JM (1975) Popliteal cysts in children. The case against surgery. J Bone Joint Surg [Br] 57B: 69-71
Dragonat P, Claussen C (1980) Sonogr. Meniskusdarstellung. RoFo 133 (2): 185-187
Derks WH, de Hooge P, van Linge B (1986) Ultrasonographic detection of the patellar plica in the knee. JCU 14 (5): 355-360
Ernst J (1985) Ultraschalldiagnostik in der Rheumatologie. Aktuel Rheumatol 10: 35
Fedullo LM, Bonakdarpour A, Moyer RA, Tourtellotte CD (1984) Giant synovial cysts. Skeletal Radiol 12 (2): 90-96
Fornage BD, Touche DH, Raguet M, Jacob M, Segal Ph (1982) Accidents musculaires du sportif. Nouv Press Med 11: 571
Fornage BD, Touche DH, Segal Ph, Rifkin MD (1983) Ultrasonography in the evaluation of muscular trauma. J Ultrasound Med 2: 549
Fornage BD, Rifkin MD, Touche DH, Segal Ph (1984) Sonography of the patellar tendon: preliminary observations. AJR 143: 179-182
Gagnier F, Taillan B, Bruneton JN, Bonnard JM, Denis F, Commandre F, Euller-Ziegler L, Ziegler G (1986) Three cases of pigment villonodular synovitis of the knee. Ultrasound and computed tomographie findings. RoFo 145 (2): 227-228
Gebel M, Porr M, Freisel J, Wittenborg A (1977) Sonografie: Erste diagnostische Maßnahmen bei gelenkerkrankten Patienten mit den klinischen Zeichen der akuten Unterschenkelthrombose. In: Kratochwil A, Reinold E (Hrsg) Ultraschalldiagnostik, Thieme, Stuttgart
Gebel M, Marisch KW, Green PG (1982) Problematik der ab. Transmissionssonografie und mögl. zukünftige Anwendungen

Gerber NJ, Dixon AStJ (1974) Synovial cysts and juxta-articular bone cysts (geodes). Semin Arthritis Rheum 3: 323-348

Gerber NJ, Bacon PA (1974) Popliteal cysts and synovial rupture in osteoarthrosis. Rheumatol and Rehab 13: 98-100

Gerber NJ (1981) Popliteale Synovialzysten (Bakerzysten): Selbständiges Krankheitsbild oder Symptom? Verh Dtsch Ges Rheumatol 7: 148

Gompels SM, Darlington LG (1979) Grey scale ultrasonography an arthrography in evaluation of popliteal cysts. Clin Radiol 30: 539

Green PS, Schaefer LF, Jones ED, Suarez JR (1974) A new high performance ultrasonic camera. In: Green PS (ed) Acoustical holography, Vol 5. Plenum, New York, p 493

Hammer M, Mielke H, Wagener P, Schwarzrock R, Giebel G (1986) Sonography and NMR imaging in rheumatoid gonarthritis. Scand J Rheumatol 15 (2): 157-164

Hermann G, Yeh HC, Lehr-Janus C, Berson Bl (1981) Diagnosis of popl. cysts: double-contrast arthrography and sonography. AJR 137 (2): 369-372

Hohle M, Lossner C, Hohle B (1986) (Initial experiences with sonography of the knee joint). Erste Erfahrungen mit der Sonographie des Kniegelenkes. Beitr Orthop Traumatol 33 (8): 394-402

Kaufman RA, Towbin RB, Babcock DS, Crawford AH (1982) Arthrosonography in the diagnosis of pigmented villonodulas synovitis. AJR 139/2: 396-398

Kramps HA (1977) Ultraschall am Bewegungsapparat. In: Kratochwil A, Reinold E (Hrsg) Ultraschalldiagnostik. Thieme, Stuttgart, S 259

Kremer H, Schierl W, Schattenkirchner M, Baumann D, Metz I, Zollner N (1977) Sonogr. Diagnostik von Kniegelenkszysten. MMW 119: 1183-1186

Kremer H, Röder K, Brettel H, Dobrinski W, Scherg C, Waidelich W, Zöllner N (1981) Transmissionssonografische Diagnostik der Extremitäten. In: Kratochwil A, Reinold E (Hrsg) Ultraschalldiagnostik, Drei-Länder-Treffen, Graz. Thieme, Stuttgart

Laajam MA (1985) Synovial rupture complicating Brucella arthritis. Br J Rheumatol 24 (2): 191-193

Meire HB, Lindsay DJ, Swinson DR, Hamilton EBD (1974) Comparison of ultrasound and positive contrast arthrography in the diagnosis of popliteal and calf swelling. Ann Rheum Dis 33: 221

Müller-Brodmann W, Goebel KM (1982) Ultraschalldiagnostik entzündlicher Kniegelenkserkrankungen. Dtsch Med Wochenschr 107: 1400

Ramach W, Kratochwil A (1977) Die Ultraschalldiagnostik in der Orthopädie. In: Kratochwil A, Reinold E (Hrsg) Ultraschalldiagnostik. Wien, Thieme, Stuttgart

Marhoffer W, Sattler H (1985) Zur Wertigkeit der Arthrosonographie vor und nach Synovektomie: Möglichkeiten der sonographischen Synovialitisdiagnostik Ultraschalldiagnostik 85. Thieme, Stuttgart, S 644

Rautschning W (1979) Popliteal cyst and the relation to the gastrocnemio-semimembranosusbursa. Studies on the Surgical and Functional anatomy. Acta Orthop Scand [Suppl]

Rauschning W, Lindgren PG (1979) Popliteal cysts (Baker's cyst) in adults. I. Clinical and roentgenological results of operative excision. Acta Orthop Scand 50: 583-591

Rauschning W (1980) Popliteal cysts (Baker's cysts) in adults. I. Capsuloplasty with and without a predicte graft. Acta Orthop Scand 51: 547-555

Rudikoff JC, Lynch JJ, Philipps E, Clapp PR (1976) Ultrasound diagnosis of Baker cyst, JAMA 235: 1054-1055

Röhr E (1985) (Experimental studies on the sonographic image of the cruciate ligament). Experimentelle Untersuchungen zur sonographischen Darstellung der Kreuzbänder. ROFO 143 (4): 467-468

Rohr E (1985) (Sonographic imaging of the posterior cruciate ligament). Die sonographische Darstellung des hinteren Kreuzbandes. Röntgenblätter 38 (12): 377-379

Sattler H, Gerhold H (1984) Die Arthrosonographie - ein neues zusätzliches bildgebendes Verfahren in der Erfassung von Erkrankungen des Kniegelenkes. Z Rheumatol 43: 160

Sattler H, Gerhold H (1983) Die systematische Untersuchung des Knies mittels Ultraschall. In: Lutz H (Hrsg) Ultraschalldiagnostik 83. Thieme, Stuttgart, S 527

Sattler H (1986) Die sonographische Erfassung eines Riesenzelltumors im Kniegelenk. Ultraschall Klin Prax I (I)-52: 43

Sattler H (1986) Die Arthrosonographie des Kniegelenkes bei rheumatoider Arthritis. Ultraschall Klin Prax I (2)-106: 99

Sohn C, Gerngroß H, Bähren W, Danz B (1987) Meniskussonographie - Alternative zur invasiven Meniskusdiagnostik?, Dtsch med Wschr 112: 581-584
Sohn C, Gerngroß H, Bähren W, Swobodnik W (1987) Sonographie des Meniskus und seiner Läsionen, Ultraschall 8, 32-36
Sundermeyer R, Stolle E, Sattler H (1985) Sonographische Kniegelenksdiagnostik im Vergleich mit anderen bildgebenden Verfahren. In: Otto RC, Schnaars P (Hrsg) Ultraschalldiagnostik 85. Thieme, Stuttgart, S 656
Sattler H (1984) Was bietet die Sonographie in der Diagnostik der rheumatoiden Arthritis (chronische Polyarthritis). Ultraschalldiagnostik 84. In: Judmaier G, Fronmhold H, Kratochwil A (Hrsg) Thieme, Stuttgart, S 246
Seltzer SE, Finberg HJ, Weissmann BN (1978) Arthrosonography: technique, sonographic anatomy and pathology. Invest Radiol 126: 759
Seltzer SE, Finberg HJ, Weissmann BN (1979) Arthrosonography grey scale ultrasound evaluation of the shoulder. Radiology 132: 467
Seltzer S, Finberg W, Weissman B (1980) Arthrosonography - technique, sonographic anatomy, and pathology. Invest Radiol 15: 19
Steiger U, Wieser C, Zinn WM (1967) Synovialcysten und -rupturen des Kniegelenks. Schweiz Med Wochenschr 97: 1212-1215
Upadhyay SS, Moulton A, Burwell RG (1985) Biological factors predisposing to traumatic posterior dislocation of hip. A selection process in the mechanism of injury. J Bone Joint Surg [Br] 67 (2): 232-236
Wyld PJ, Dawson KP, Chisholm RJ (1984) Ultrasound in the assessment of synovial thickening in the hemophilic knee. Aust NZ J Med 14 (5): 678-680
Woltering H (1985) (Ultrasonic diagnosis in orthopedics). Ultraschalldiagnostik in der Orthopädie. Z Orthop 123 (3): 416-419
Zatz LM (1975) Initial clinical evaluations of a new ultrasonic camera. Radiology 117: 399
Zeymüller K, Kratochwil A (1975) Ultraschalldiagnostik bei Knochen- und Weichteiltumoren. Wien Klin Wochenschr 87. 397-398
Zuinen C, Carlier L, Gaudissart JL (1980) L'echotomographie en traumatologie musculaire. Medecine du Sport 54: 379

Sprunggelenk

Technik der Untersuchung

Der Patient wird zunächst auf dem Rücken liegend unter Verwendung einer konkavbogigen Vorlaufstrecke am Übergang vom Unterschenkel zum Fußrücken in Längs- und Querschnittführung untersucht, wobei gleichzeitig Bewegungen im oberen oder unteren Sprunggelenk passiv oder aktiv durchgeführt werden.

Danach legt sich der Patient auf den Bauch; die Untersuchung erfolgt bei frei über der Untersuchungsliege hängenden Füßen von dorsal. Im Längsschnitt wird der Schallkopf über die Achillessehne geführt. Hierbei wird gleichzeitig das Sprunggelenk aktiv durch die zweite Hand des Untersuchers bewegt.

Normale sonographische Anatomie

Die Untersuchung der Sprunggelenke erfolgt in Längs- und Querschnitten ventral und dorsal über dem unteren und oberen Sprunggelenk.

Längsschnitt von ventral über dem Dorsum pedis

Folgende Strukturen werden sonographisch erfaßt:

- *Tibia* mit ihrer reflexgebenden Struktur und dahinterliegender Schallauslösung,
- *Talus* als Reflexion an der Talusoberfläche mit entsprechender Schallschattenbildung,
- *Os naviculare,* sofern die Schnittführung medial erfolgt.
  gleichzeitig werden die Sehnen des M. extensor hallucis longus und der M. extensor digitorum longus vor den knöchernen Strukturen dargestellt. Je nach Schallstrahlrichtung kommen sie als reflexgebende oder echoarme längslaufende Strukturen zur Darstellung (Phänomen der „wandernden Reflexion"). Die Gelenkkapsel erscheint zumeist als schmale echoarme Zone über dem unteren und oberen Sprunggelenkspalt, die durch Bewegung des Gelenkes eindeutig identifiziert wird.

- *Fettgewebsstrukturen:* Zwischen den Sehnenverläufen der M. extensoris und den knöchernen Strukturen findet sich eine unterschiedlich breite und auch unterschiedlich reflexgebende Gewebsschicht, die sich unter Bewegung des Gelenkes passiv verändert (Abb. 100).

Dorsaler Längsschnitt

Auch der Bereich hinter der Tibia wird durch Längs- und Querschnitte erfaßt. Da die Auflagefläche über der Achillessehne sehr schmal ist, ergibt sich hier nur eine kleine Ankopplungsfläche bei dieser Schnittführung. Ergiebig sind besonders Längsschnittführungen unmittelbar dorsal der Achillessehne. Es lassen sich folgende Strukturen erkennen (Abb. 101):

- Achillessehne als stark reflexgebendes Band (dort, wo sie rechtwinklig vom Ultraschallstrahl getroffen wird). Im übrigen Bereich ist sie zunächst echoarm. Bei Führung des Schallstrahles über die Sehne zeigt sich das Phänomen der „wandernden Reflexion", wie dies bei der ventralen Längsschnittführung bereits beschrieben wurde (Abb. 103).
- subachilläres Fettgewebe: Unterhalb der Achillessehne befindet sich ein Gebiet, mit unterschiedlicher Reflexionsgebung, die dem subachillären Fettgewebe entspricht. In ihr liegt die Bursa subachillea, die nur im Falle von pathologischer Veränderung eindeutig identifiziert werden kann.
- Tibiahinterfläche: Eine starke Reflexion an der Kortikalis der Tibiahinterfläche markiert die Dorsalseite des Schienbeines.
- Hinterfläche des Talus durch eine stärkere Reflexion.
- Fersenbein reicht in dieser Schnittführung weit an den oberen Bildrand. Es werden echoarme Strukturen an der Dorsalfläche des Os calcaneus gesehen, die der Insertion der normalen Achillessehne entsprechen.
- Gelenkspalt des oberen und unteren Sprunggelenkes – jeweils kranial und kaudal an der hinteren Taluskontur. Ihre Erkennung wird durch gleichzeitige Bewegung erleichtert.
- Mm. flexor hallucis longus und flexor digitorum longus bilden eine echoarme Struktur, die ein regelmäßiges Reflexionsbild unmittelbar dorsal der Hinterseite des Schienbeines bietet und die unter Bewegung ebenfalls ihre Form verändert.

Je weiter kranial der Schallstrahl an der Tibiahinterkante geführt wird, desto mehr Muskelmasse kommt vor der knöchernen Struktur zur Darstellung.

Die Gelenkkapsel des oberen und unteren Sprunggelenks stellt sich nur als sehr feine echoarme Struktur oberhalb des eigentlichen Gelenkspaltes dar und ist im Normalfall kaum vom umgebenden Fett- und Bindegewebe zu trennen.

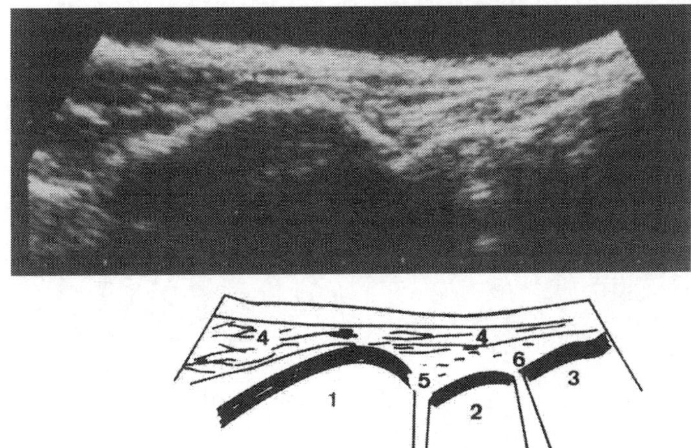

Abb. 100. Unauffälliges oberes und unteres Sprunggelenk, Längsschnitt über dem Dorsum pedis. **1** Tibia, **2** Talus, **3** Os naviculare, **4** M. extensorum digitorum longus, **5** oberer Sprunggelenkspalt, **6** unterer Sprunggelenkspalt

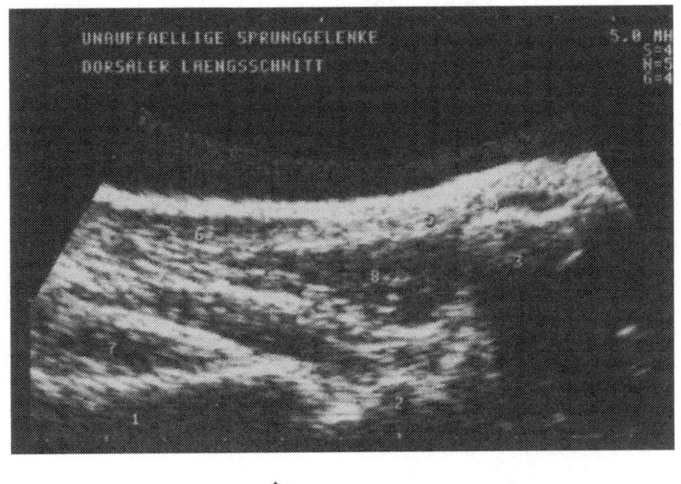

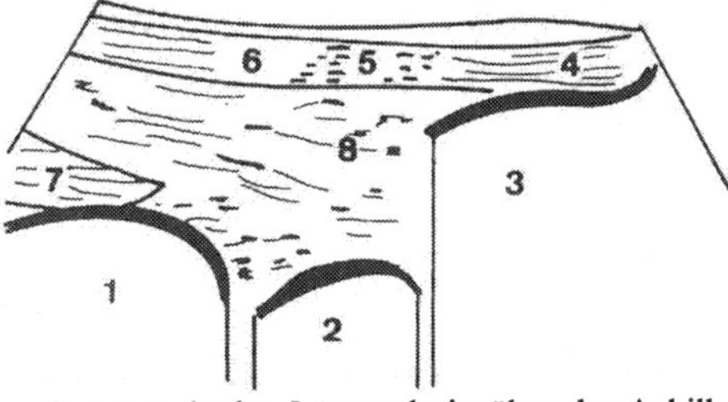

Abb. 101. Unauffällige dorsale obere und untere Sprunggelenke, Längsschnitt über der Achillessehne. **1** Tibia, **2** Os thalus, **3** Os calcaneus, **4** Insertion der Achillessehne, **5** echoreicher Anteil der Achillessehne, **6** echoarmer Anteil der Achillessehne, **7** Mm. flexor digit. longus et hall. longus flexor, **8** subachilläres Fettgewebe

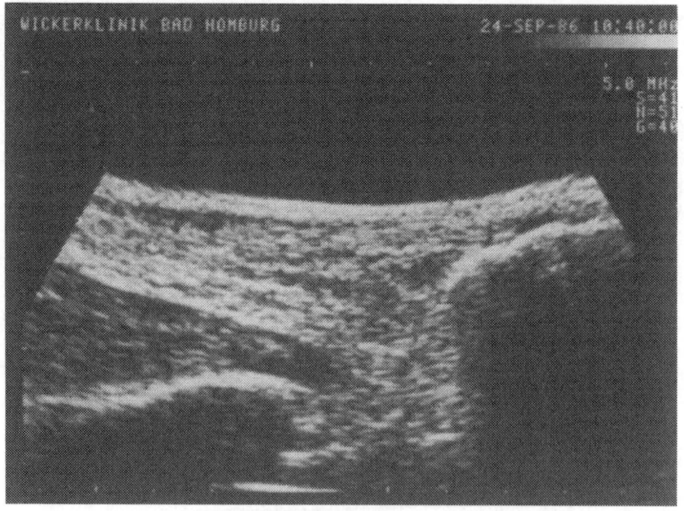

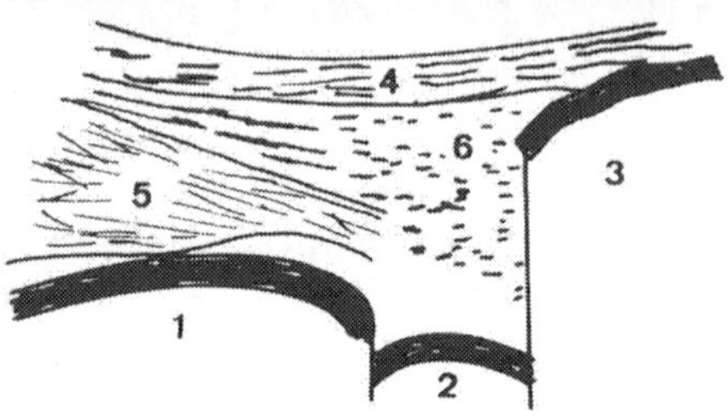

Abb. 102. Normalbefund des oberen und unteren Sprunggelenkes, Längsschnitt über der Achillessehne. **1** Tibia, **2** Talus, **3** Os naviculare, **4** Achillessehne, **5** Mm. flexor digit. longus et flexor hall. longus, **6** subachilläre Fett- und Bindegewebsstrukturen

Beurteilungskriterien

Entzündliche Prozesse verändern die Schalleitungsqualitäten im periartikulären Bereich. Als Beurteilungskriterien dienen die Verdickung der Gelenkkapsel, die Betonung der Reflexion an der Knochenoberfläche sowie die scharfe Zeichnung des Gelenkspaltes und die Reflexverdichtung der hypotrophierten Muskulatur.

Krankheitsbilder

Sprunggelenkarthritis

Durch exsudative und proliferative Veränderung der Synovialis des oberen und/ oder unteren Sprunggelenks kommt es zur deutlichen „Demarkierung" des Gelenkraums mit einer echoarmen, scharf begrenzten, der Knochenoberfläche sich anlegenden Formation. Die Gelenkspalten, die zuvor nur schwer unter Einbeziehung der Gelenkkinetik sicher auszumachen sind, werden nun durch Auffüllung mit gut schalleitendem entzündlichem Substrat scharf dargestellt (Abb. 104–106).

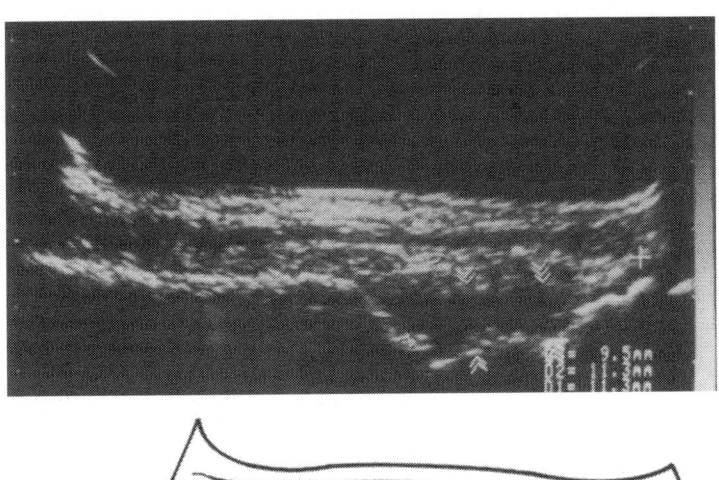

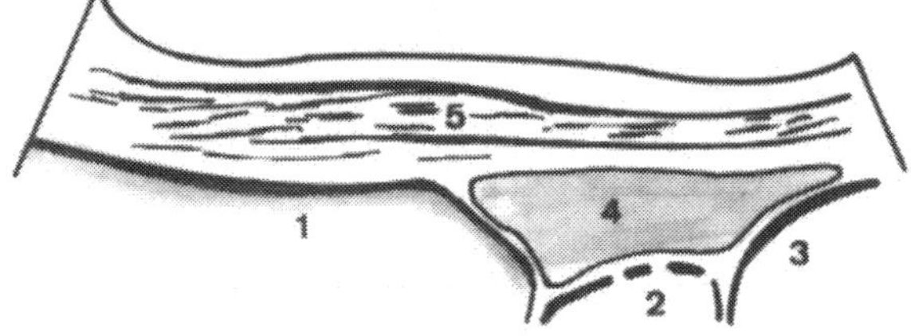

Abb. 103. Sprunggelenkarthritis im oberen und unteren Sprunggelenk bei rheumatoider Arthritis, Schnitt über dem Dorsum pedis. **1** Tibia, **2** Talus, **3** Os naviculare, **4** entzündliches Substrat, **5** Muskulatur

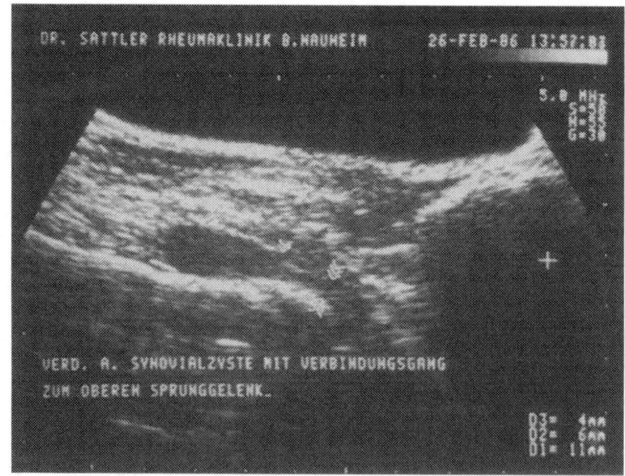

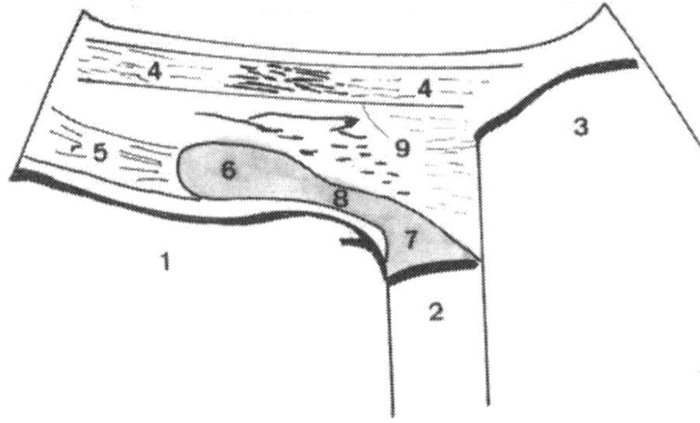

Abb. 104. 68jährige Patientin mit rheumatoider Arthritis, dorsale Sprunggelenkarthritis mit subachillärer Synovialzystenbildung, Längsschnitt über der Achillessehne. **1** Tibia. **2** Talus, **3** Kalkaneus, **4** Achillessehne, **5** Mm. flexor digit. longus et hall. longus, **6** Synovialzyste, **7** entzündliches Substrat, **8** Verbindungskanal, **9** subachilläre Fett- und Bindegewebsstrukturen

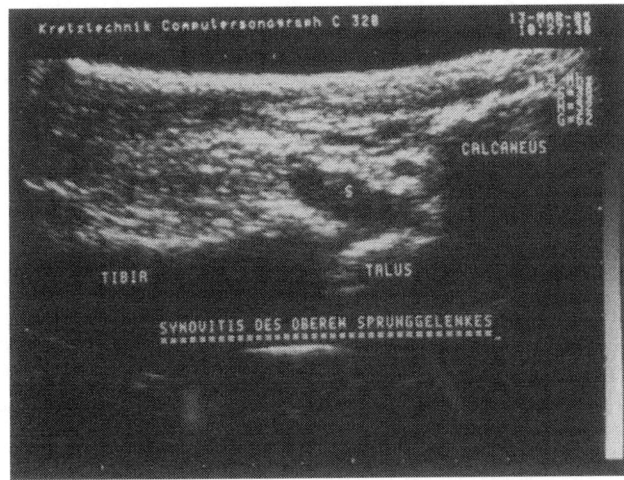

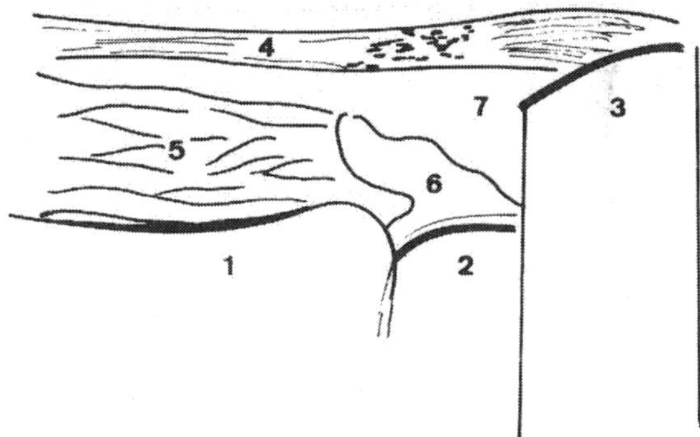

Abb. 105. Dorsale Sprunggelenkarthritis bei rheumatoider Arthritis. **1** Tibia, **2** Talus, **3** Kalkaneus, **4** Achillessehne, **5** Mm. flexor digit. longus et hall. longus, **6** entzündliches Substrat, **7** subachilläres Fett- u. Bindegewebe

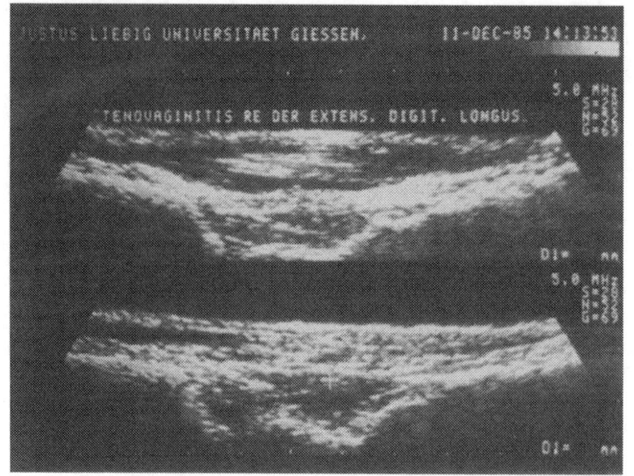

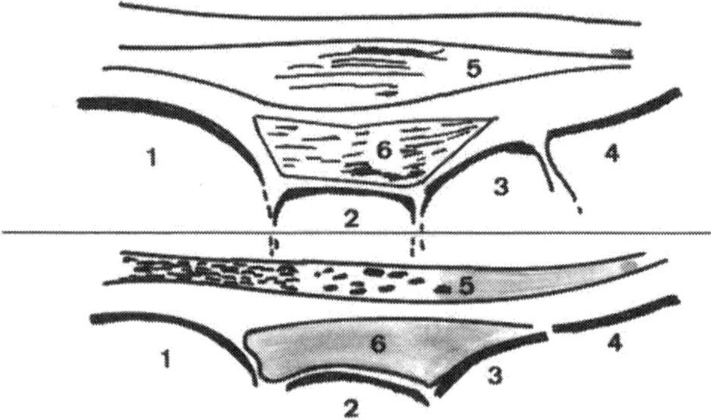

Abb. 106. *Oberer Bildteil:* Tenosynovitis der Sehne der Mm. extensor digitorum longus und mäßige Karpalarthritis, Längsschnitt über den Sprunggelenken. **1** Tibia, **2** Talus, **3** Os naviculare, **4** Os cuniforme mediale, **5** Tenosynovitis der Mm. extensor digitorum longus, **6** entzündliches Substrat. *Unterer Bildteil:* Entzündliche Veränderung im oberen und unteren Sprunggelenk ohne Tenosynovitis. **1** Tibia, **2** Talus, **3** Os naviculare, **4** Os cuniforme mediale, **5** noch unauffällige Sehnen der Mm. extensor digitorum longus, **6** entzündliches Substrat

Tenosynovitis (Synonym: Tenovaginitis)

Sie stellt sich in Form einer tubulären echoarmen Struktur, in deren Mitte ein scharfer, intensiver Reflex durch die Sehne abgebildet ist, dar. Es entsteht das Bild einer „hellen Straßenmarkierung auf dunklem Asphalt". Da die Sehnen der M. extensor hallucis longus und M. extensor digitorum longus weit oberhalb durch eine Bindegewebs- und Fettschicht von der Gelenkkapsel getrennt liegen, ist die Tenosynovitis leicht von einer Synovialitis zu trennen (s. Abb. 106).

Bursitis

Im Falle einer isolierten oder mitbeteiligten Bursitis subachillea kann unterhalb der Achillessehne eine scharf begrenzte echoarme Formation mit diskreter Schallverstärkung gesehen werden. Nach bisheriger Erfahrung ist die Bursitis nur im Falle einer deutlichen Vergrößerung vom umliegenden Fettgewebe sicher zu trennen (Abb. 107).

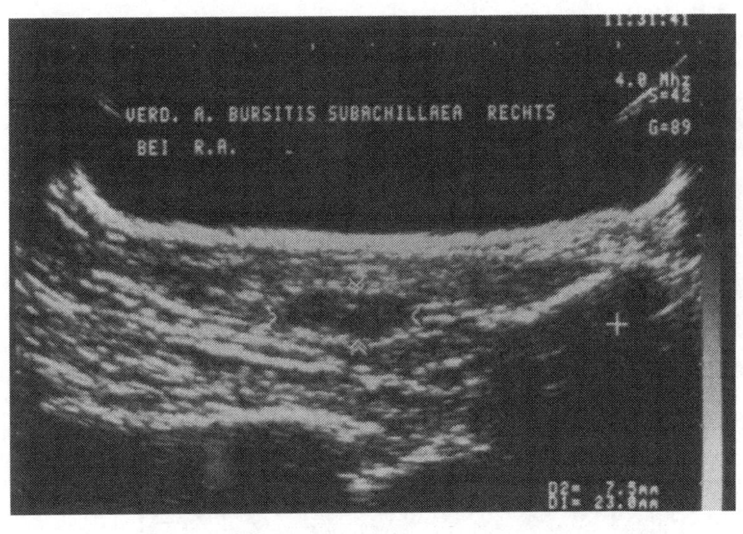

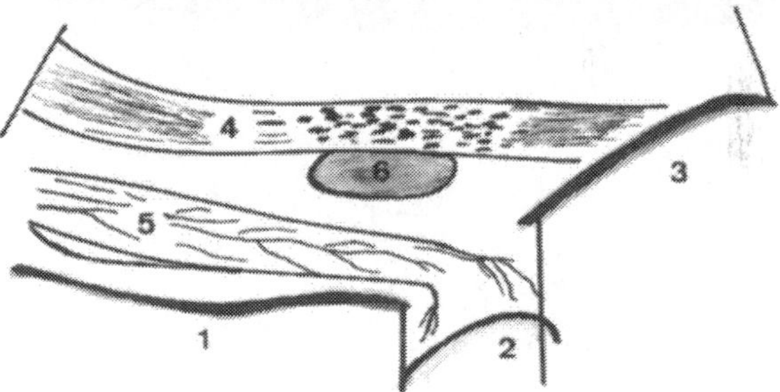

Abb. 107. Bursitis subachillea, Längsschnitt über der Achillessehne. **1** Tibia, **2** Talus, **3** Kalkaneus, **4** Achillessehne, **5** Mm. flexor hall. longus et flexor digit. longus, **6** entzündliches Substrat in der Bursa subachillea

Synovialzysten

Bei jeder Gelenkentzündung kann es zum Flüssigkeitsaustritt in den extraartikulären Raum kommen. Auch am Sprunggelenk können solche Zysten entstehen, die unterhalb des M. flexor hallucis und brevis unmittelbar vor der Tibiakante als ovaläre Strukturen mit Schallverstärkung auf die Knochenoberfläche abgebildet werden. Eine sonographisch geführte Punktion läßt leicht den zystischen Charakter beweisen. Im Einzelfall konnte auch der Verbindungskanal der Synovialzyste zum oberen Sprunggelenk von dorsal entlang der Tibiahinterkante miterfaßt werden (Abb. 108).

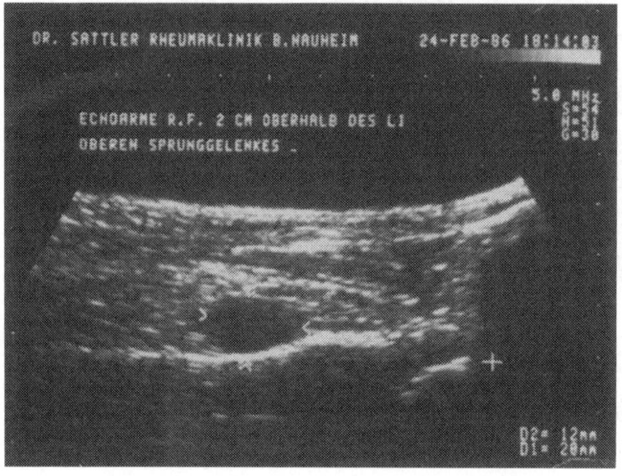

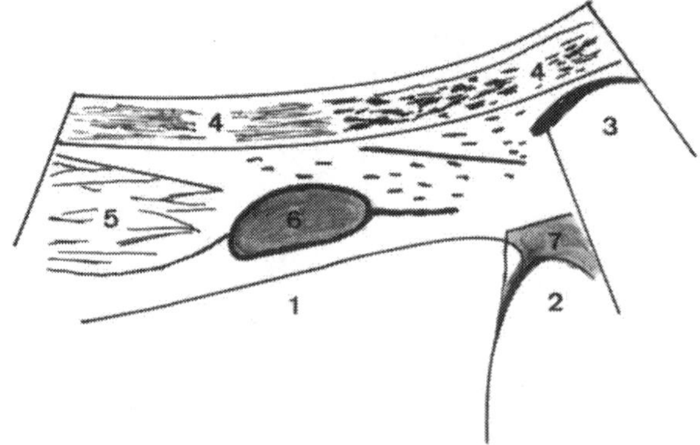

Abb. 108. Dorsale Sprunggelenkarthritis mit subachillärer Synovialzystenbildung bei rheumatoider Arthritis, Längsschnitt über der Achillessehne. **1** Tibia, **2** Talus, **3** Kalkaneus, **4** Achillessehne, **5** Mm. flexor hall. longus et flexor digit. longus, **6** Synovialzyste, **7** entzündliches Substrat

Literatur

Mayer R, Wilhelm K, Pfeifer KJ (1984) Sonographie der Achillessehnenruptur. Digital Bilddiagn 4: 185

Reinherz RP, Zawada SJ, Sheldon DP (1986) Recognizing unusual tendon pathology at the ankle. J Foot Surg 25 (4): 278–283

Sattler H, Harland U, Marhoffer W (1985) Die Arthrosonographie des oberen und unteren Sprunggelenkes – Grenzen und Möglichkeiten. In: Otto RCH, Schnaars P (Hrsg) Ultraschalldiagnostik 85. Thieme, Stuttgart, S 650

Sonographie der Weichteile

Technik der Untersuchung

Die sonographische Untersuchung schließt sich an eine klinische Untersuchung an. Sie legt die sogenannte „region of interest" fest, in der dann systematisch nach sonographischen Veränderungen gesucht werden muß.

Eine sonographische Übersichtsaufnahme ist nicht sinnvoll. Bei der Untersuchung der interessierenden Struktur muß diese zunächst topographisch zugeordnet werden. Wenn die Abgrenzbarkeit eng beieinanderliegender anatomischer Strukturen Schwierigkeiten bereitet, sollte die Möglichkeit, Bewegungen von Weichteilstrukturen sichtbar zu machen, ausgenutzt werden. Wechselseitiges Anspannen antagonistischer Muskelgruppen, geführte Bewegungen an Gelenken, Fingern oder Zehen erleichtern die topographisch-anatomische Zuordnung (Abb. 109).

Verschiebungen des Schallkopfes in den Raumebenen und Schwenkbewegungen geben dem Untersucher einen Eindruck von der Größe und Lagebeziehung veränderter Strukturen.

Strukturveränderungen in den Weichteilen sollten immer in mindestens 2 Ebenen abgebildet werden, um Fehlinterpretationen von Artefakten zu vermeiden. Sofern die Veränderungen in Sehnen oder Muskeln liegen, empfiehlt sich dabei die Längs- und Querachse.

Die gleichzeitige Abbildung benachbarter Gelenkstrukturen, tiefergelegener Knochenstrukturen oder benachbarter Gefäße, ermöglicht auch später noch eine räumliche Orientierung im dokumentierten Bild.

Knöcherne Strukturen können nur an ihrer Oberfläche beurteilt werden, sie geben einen kräftigen Kortikalisreflex. Auch hochgradig verschmälerte Kortikalis gibt diesen kräftigen Reflex und läßt keine weitere Beurteilung daruntergelegener Strukturen zu (z. B. bei juvenilen Knochenzysten).

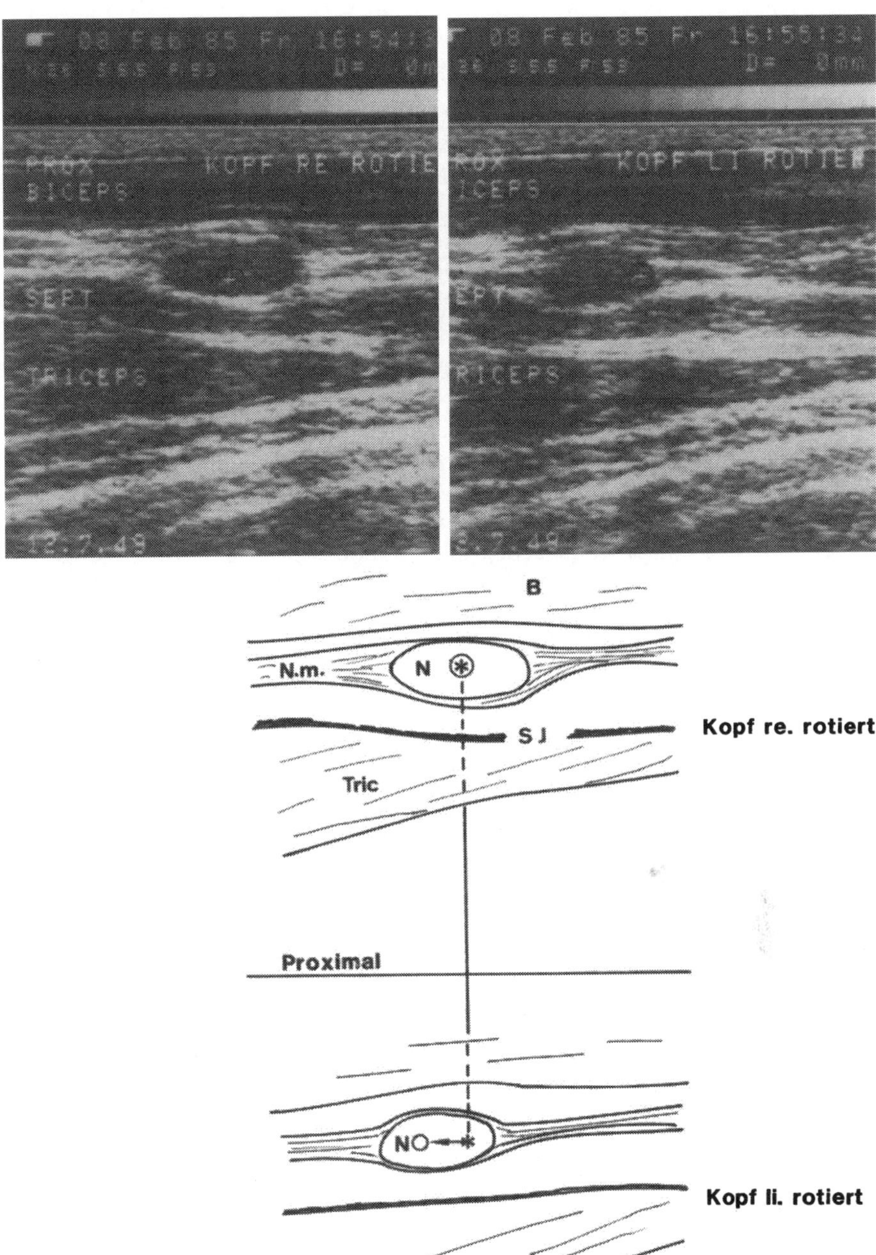

Abb. 109. Neurinom des N. medianus rechts, proximaler Oberarm. Längsschnitt Oberarmmitte in a. p. Richtung medial des Humerusschaftes. Das Neurinom **(N)** stellt sich als echoarmer Tumor dar, der der echoreichen Struktur des N. medianus **(N. m.)** unmittelbar anliegt. Die längsgestreifte Struktur des M. triceps **(Tric)** liegt unter dem Septum intermusculare **(SI)**. Über dem Septum intermusculare liegt der M. brachialis **(B)** und das Gefäßnervenbündel, von dem in dieser Schnittführung der N. medianus abgebildet ist. Durch Linksrotation des Kopfes wird durch Zug am Plexus brachialis der obere Teil des Nervus medianus einschl. des Neurinoms nach proximal verlagert *(untere Bildhälfte)*

Sonographische Anatomie

In den vorangegangenen Kapiteln wurde auf die anatomischen Verhältnisse an einzelnen Gelenken eingegangen. Wenn die Weichteilstrukturen des Bewegungsapparates allgemein auf Veränderungen hin untersucht werden, so ist jeweils eine topographisch-anatomische Neuorientierung notwendig. Dabei können leicht identifizierbare anatomische Strukturen als Leitstrukturen zur Orientierung genommen werden (z. B. Gefäße, große Muskelgruppen, benachbarte Gelenke).

Sind die anatomisch-topographischen Verhältnisse an der untersuchten Körperregion durch Verletzungen, Tumoren oder andersartige Erkrankungen soweit verändert, daß eine sichere Zuordnung und Identifizierung nicht möglich ist, kann in der Regel die unveränderte Gegenseite zur anatomischen Orientierung zu Hilfe genommen werden.

Die einzelnen Gewebearten *(Fett, Muskulatur, Sehnengewebe)* haben charakteristische Reflexmuster und sind durch die begrenzenden Faszien teilweise voneinander abgrenzbar.

Die *Gefäße* entsprechen echoarmen Bändern mit guter echoreicher Abgrenzung gegen die umliegenden Strukturen. Die Arterien sind an Pulsationen erkennbar, bei größeren Venen können teilweise die Venenklappen als echoreiche Septen dargestellt werden.

Im Fettgewebe haben die Bindegewebssepten keine bevorzugte Ausrichtung. Sie erscheinen vorzugsweise punktförmig oder kurzbogig. Die Echogenität des Fettgewebes ist individuell unterschiedlich, in den meisten Fällen ist sie nicht sehr hoch, und tiefergelegene Strukturen lassen sich gut darstellen. In einigen Fällen jedoch ist das subkutane Fettgewebe bereits so echoreich, daß die Darstellung der tiefergelegenen Strukturen erheblich erschwert wird (sog. Transmissionsverlust).

Muskelgewebe ist echoarm, die kräftigen Reflexe der Muskelsepten lassen die Verlaufsrichtung der Muskelfasern erkennen. Liegt der Schallkopf in Richtung des Muskelverlaufes, so sind die Septen in Längsrichtung (und nahezu parallel) angeordnet, bei querer Lage werden die Septen punkt- oder kreisförmig abgebildet. Zum Ursprung und Ansatz hin verdichten sich die echoreichen Muskelsepten und gehen in die Sehnen über.

Die *Sehnen* sind echoreich sofern sie senkrecht angeschallt werden, werden sie schräg angeschallt, so werden sie zunehmend echoarm.

Hyaliner Knorpel ist echoarm und praktisch ohne Binnenreflexe.

Die *Knochenoberfläche* gibt einen kräftigen Reflexsaum.

Beurteilungskriterien

Der Knochen kann nur in seiner *Oberflächenstruktur* beurteilt werden. Dabei sind Formänderungen z. B. durch Exostosen oder Unterbrechung der Kortikalisstruktur (z. B. durch Usuren oder Osteolysen bei Skelettmetastasen) darstellbar. Bei Knochentumoren kann es am Übergangsbereich vom normalen zum veränderten Knochen zu Abspaltungen des Periosts mit subperiostalen Verkalkungen kommen (Abb. 110). Diese Veränderungen entsprechen den Codman-Dreiecken im Röntgenbild.

Weichteilstrukturen werden auf *Veränderungen der Echogenität, Kontinuitätsunterbrechungen* und *Veränderungen der Form* beurteilt. Sind zwischen den normal vorhandenen Strukturen Prozesse eingelagert, so sind diese nach Ausdehnung, Abgrenzbarkeit gegen die übrigen Strukturen und ihre Echogenität hin zu beurteilen.

Degenerative Veränderungen an Sehnen oder Muskeln können mit Veränderungen der Echogenität einhergehen. Bei Sehnen oder Muskeln, die in ihrem Verlauf eine Richtungsänderung erfahren, ist dabei zu beachten, daß diese Richtungsänderung auch mit einer Änderung der Echogenität einhergeht. Zur Vermeidung von Fehlinterpretationen sollten daher derart veränderte Bereiche möglichst in 2 Ebenen dargestellt werden (s. S. 9).

Echogenitätsänderung in einer Struktur wirken sich auch auf die darunterliegenden Strukturen aus. Eine echofreie Region führt zu Schallverstärkung, Zunahme der Echogenität zu einer Schallabschwächung bis zur Auslöschung der nachfolgenden Strukturen (s. Abb. 116). Kontinuitätsunterbrechung einer Sehne oder eines Muskels führen zur Unterbrechung der echoreichen Binnenreflexe in diesem Bereich, die sich besonders in der Längsrichtung gut darstellen lassen.

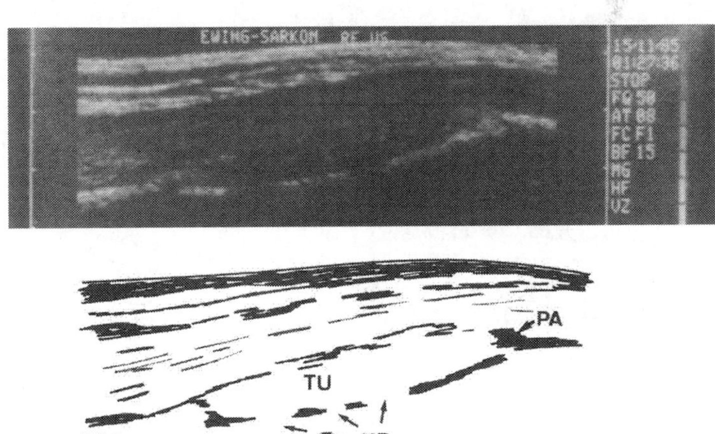

Abb. 110. Osteosarkom rechter Unterschenkel. Längsschnitt distale Tibia von lateroventral. Der extraossäre Anteil des Osteosarkoms erscheint echoarm **(Tu)**. In diesem Anteil ist die Tibiakortikalis mehrfach unterbrochen **(KD)**. An den Randbereichen der extraossär gelegenen Tumoranteile besteht eine Periostabhebung mit subperiostalen Verkalkungen **(PA)**. **KD** Kortikalisdefekte, **PA** Periostabhebung

Krankheitsbilder

Weichteilveränderung ohne Verletzungsmechanismus

Im *Fettgewebe* kommen vorwiegend Einlagerungen in Form von Gichtknoten und bei der rheumatoiden Arthritis als sog. Rheumaknoten vor. Erstere sind echoreich bis hin zu dorsaler Schallauslöschung, letztere sind in der Regel echoarm bis echofrei (s. S. 59).

Muskulatur stellt sich im Normalfall echoarm mit Binnenreflexen dar, wobei diese den Muskelsepten entsprechen. Unterschiede in der Echogenität der Muskulatur müssen nicht zwangsläufig Krankheitswert besitzen. Der Muskel muskulöser junger Patienten ist in der Regel echoarm, wohingegen der Muskel sportlich nicht aktiver älterer Patienten in der Regel wesentlich echoreicher ist. Daß der intraindividuelle Unterschied der Muskelechogenität Krankheitswert haben kann (Abb. 111), hat Rott bei der Untersuchung von Muskeldystrophikern nachgewiesen.

Sehnengewebe als bradytrophes Gewebe neigt zu degenerativen Veränderungen. Sonographisch können diese Veränderungen häufig an der Supraspinatussehne in Form echoreicher Bezirke beobachtet werden, die bis hin zu echodichten Strukturveränderungen mit Schallauslöschung reichen.

Der Befall von Sehnengewebe und ihrer Gleitlager bei der rheumatoiden Arthritis äußert sich in der Anlagerung von echoarmem Gewebe im peritendinösen Bereich (Abb. 112).

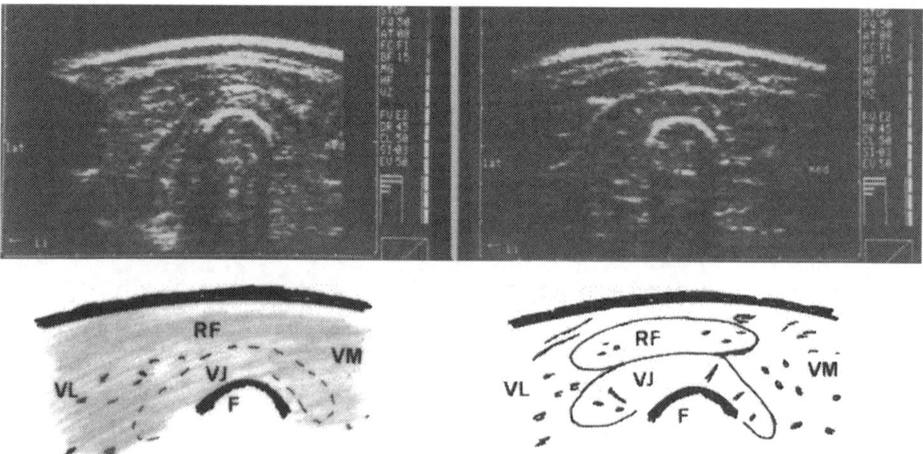

Abb. 111. Dermatomyositis. Transversalschnitt in Oberschenkelmitte von ventral. *Links* der Befund bei Dermatomyositis. *Rechts* der Vergleichsbefund bei einem gleichaltrigen Patienten mit etwa gleicher Konstitution. Rechts gute Darstellung der Anteile des Quadrizeps [Rectus femoris **(RF)**, Vastus intermedius **(VI)**, Vastus lateralis **(VL)**, Vastus medialis **(VM)**], die Muskelsepten sind gegen die sonst echoarme Muskelstruktur scharf abgegrenzt. Links verwaschene Strukturierung des gesamten Quadrizeps, undeutliche Abgrenzung der einzelnen Muskelbäuche, insgesamt echoreicheres Reflexmuster

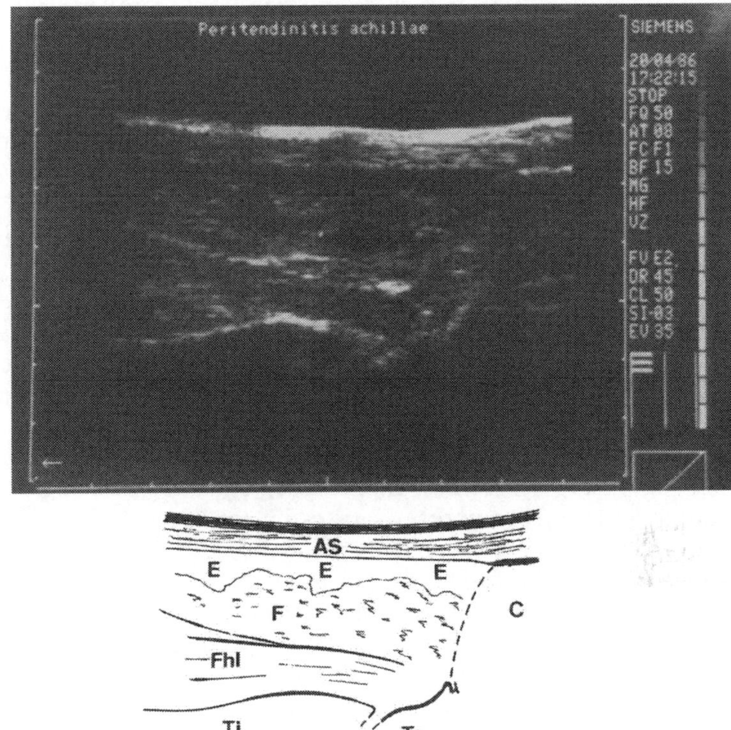

Abb. 112. Paratendinitis achillea, Schnitt im Verlauf der Achillessehne. Bei der Patientin ist eine pcP bekannt, seit 3 Monaten bestanden Schwellungen und eine Rötung über beiden Achillessehnen. Zwischen dem echoreichen Gewebe der Achillessehne **(AS)** und dem echoärmeren Fettgewebe **(F)** liegt eine nahezu echofreie Zone **(E)** mit unscharfer Grenze gegen das Fettgewebe. Sie enthielt entzündlich proliferatives Gewebe **(E)**. **Fhl** Flexor hallucis longus, **Ti** Tibia, **Ta** Talus, **C** Kalkaneus

Weichteilveränderungen mit Verletzungsmechanismus

Feste *Fremdkörper* haben andere Leitgeschwindigkeiten für den Schall als Weichteilgewebe. Ihre Darstellung im Ultraschall bereitet daher in der Regel keine Schwierigkeiten (Abb. 113 und 114).

Das Erscheinungsbild einer *Muskelruptur* ist abhängig vom Zeitraum der zwischen Verletzung und Untersuchung vergangen ist.

Frische Rupturen sind gekennzeichnet durch Unterbrechung der geordneten Muskelfaserstruktur und durch das Hämatom. Das Hämatom ist im Vergleich zur umgebenden Muskulatur echoarm mit nachfolgender Schallverstärkung (Abb. 115).

Bei älteren Rupturen entsteht in diesem Bereich echoreiches Narbengewebe, die Echogenität im Rupturbereich ist im Vergleich zur Umgebung erhöht mit Schallabschwächung der tiefergelegenen Strukturen (Abb. 116).

Kommt es zu Verkalkungen im Narbenbereich, so führt das zu Schallschattenbildung (Abb. 117), die besonders ausgeprägt bei Verletzungen mit ausgedehnten Muskelquetschungen und Myositis ossificans ist.

Bei frischen *Sehnenrupturen* imponiert die Kontinuitätsunterbrechung der geordneten Sehnenstruktur. Durch Hämatombildung kann es zur Aufweitung des Peritendineums kommen, es entsteht ein hoher Impedanzsprung zwischen Peritendineum und Sehne (Abb. 118 und 119). Bei der dynamischen Untersuchung wird durch Bewegen des durch die Sehne überbrückten Gelenkes ein Auseinanderweichen der rupturierten Enden beobachtet.

Bei Ausheilung der Ruptur legt sich das Peritendineum dem Sehnengewebe wieder an, die retrahierten Sehnenstümpfe können durch eine Narbe verbunden werden (s. Abb. 37).

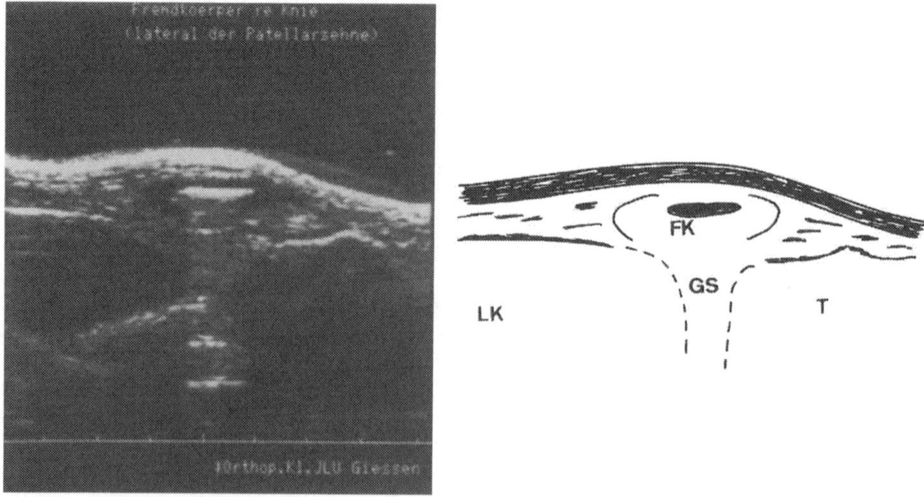

Abb. 113. Fremdkörper rechtes Knie nach Mofaunfall. Sagittalschnitt lateral der Patellarsehne. Der echoreiche Fremdkörper **(FK)** liegt subkutan und ist von einem echoarmen Hof umgeben. Er verdeckt den darunter gelegenen Kniegelenkspalt **(GS)**. **LK** Lateraler Femurkonylus, **T** Tibia

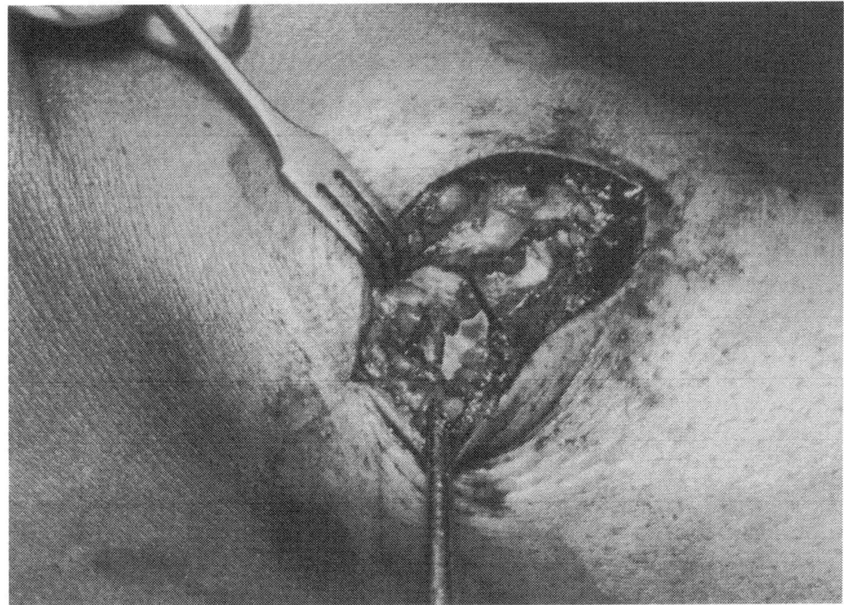

Abb. 114. Gleicher Patient wie Abb. 113, linker Bildrand ≙ proximal. Distal und etwas lateral der Patella gelegener Fremdkörper. Es handelt sich um einen Glassplitter

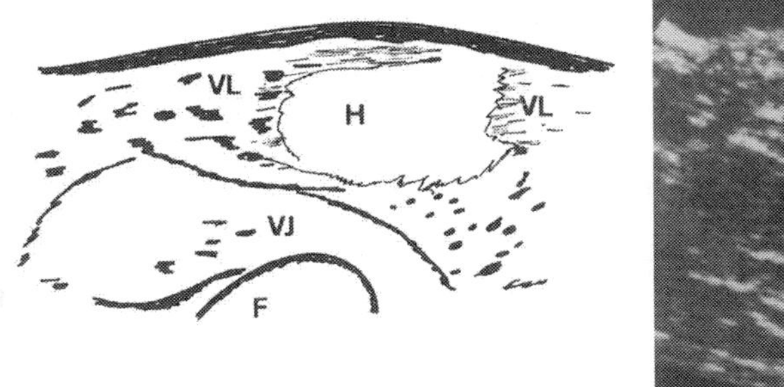

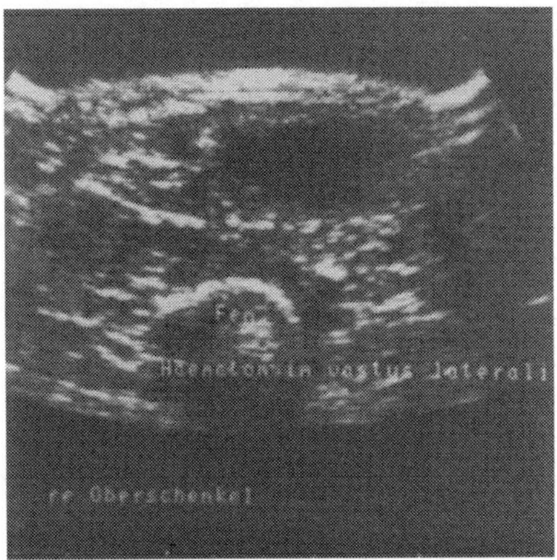

Abb. 115. Frische Ruptur des Vastus lateralis. Transversalschnitt rechter Oberschenkel von latero-ventral. Die von Bindegewebssepten durchsetzte Struktur des M. vastus lateralis **(VL)** ist durch ein großes echoarmes Hämatom **(H)** unterbrochen. **VI** Vastus intermedius, **F** Femur

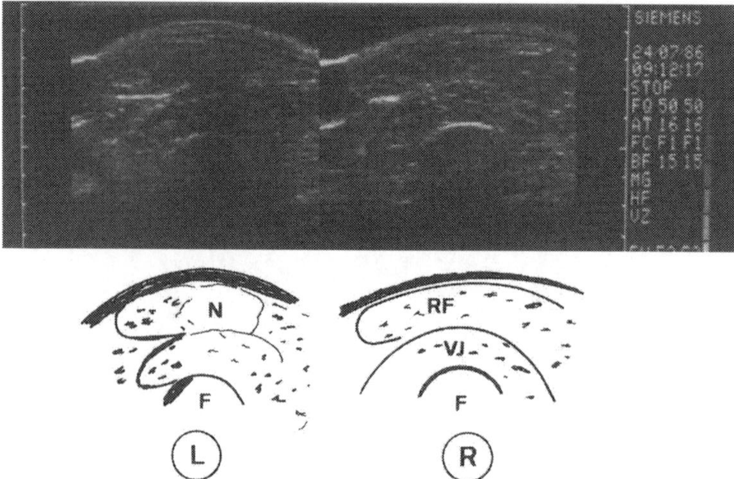

Abb. 116. Veraltete Ruptur des Rectus femoris links. Transversalschnitt von ventral in Oberschenkelmitte. Die Ruptur liegt 1,5 Monate zurück, die unverletzte rechte Seite ist zum Vergleich abgebildet. Links besteht eine homogene echoreiche Narbe **(N)** im Rectus femoris **(RF)**. Darunter besteht eine Schallabschwächung der Struktur des Vastus intermedius **(VI)** und des Kortikalisschattens des Femur **(F)**. Die lateral des Narbenschattens gelegene echoreiche Struktur des Femur entspricht in der Echogenität etwa der des Femur der unverletzten rechten Seite

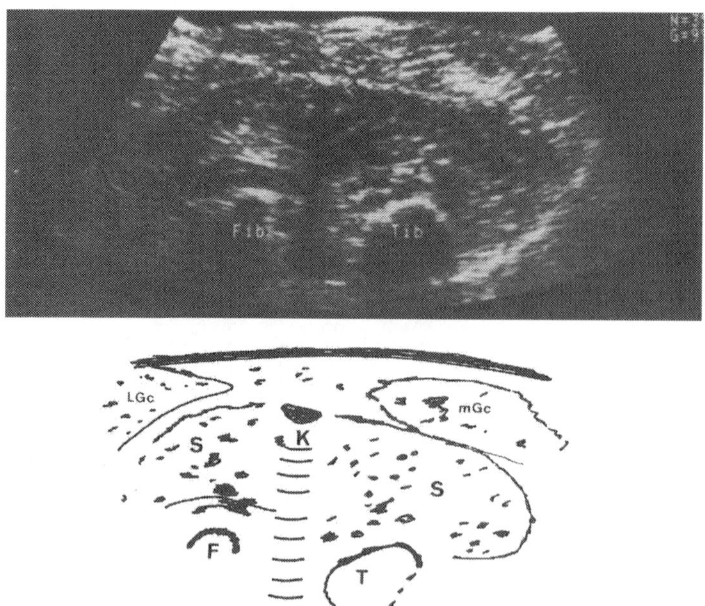

Abb. 117. Alte Ruptur des M. soleus. Transversalschnitt Unterschenkelmitte von dorsal. Die Verletzung des M. soleus liegt mehr als 2 Jahre zurück. Der oberflächlichen Faszie des M. soleus **(S)** liegt eine Verkalkung **(K)** an. Sie führt zu Schallschattenbildung der tiefergelegenen Strukturen. **LGc** lateraler Gastroknemius, **mGc** medialer Gastroknemius, **F** Fibula, **T** Tibia

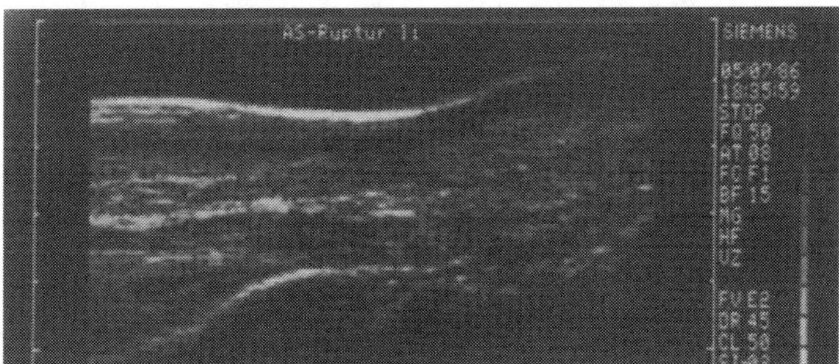

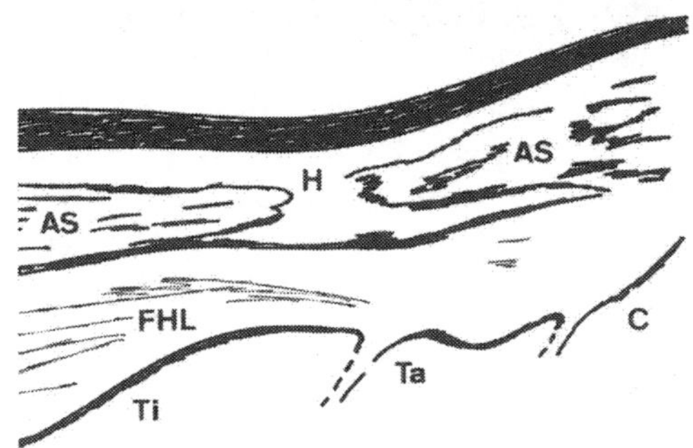

Abb. 118. Achillessehnenruptur links. Sagittalschnitt pa. Das Peritendineum ist durch ein Hämatom **(H)** aufgeweitet. Die echoreichen Sehnenenden **(AS)** sind durch das Hämatom voneinander getrennt. Durch Beugung und Streckung im oberen Sprunggelenk läßt sich die Distanz vergrößern. **FHL** M. flexor hallucis longus, **Ti** Tibia, **Ta** Talus, **C** Kalkaneus

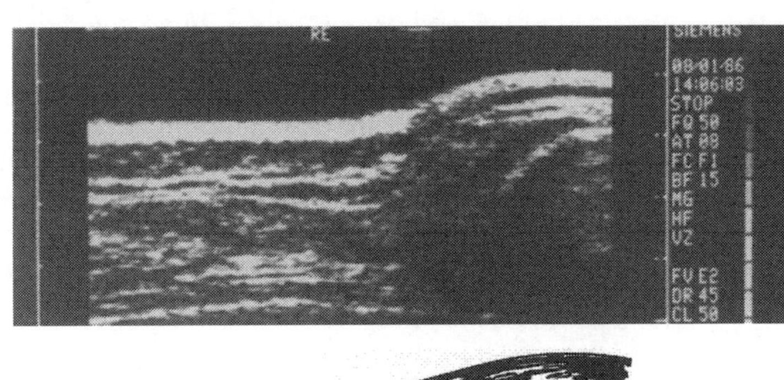

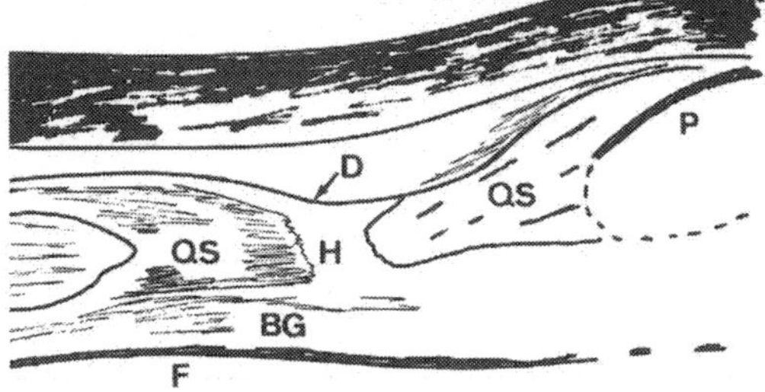

Abb. 119. Frische Quadrizepssehnenruptur. Sagittalschnitt suprapatellar im Verlauf der Quadrizepssehne. Die reflexreiche Struktur der Quadrizepssehne **(QS)** ist durch ein Hämatom **(H)** unterbrochen. An der rupturierten Stelle bildet das äußere Blatt des Peritendineums eine Delle **(D)**. **F** Femur, **BG** bindegewebige Gleitschicht und Synovialis des suprapatellaren Recessus, **P** Patella

Raumfordernde Prozesse

Raumfordernde Prozesse innerhalb der Weichteilstrukturen sind an ihrer *veränderten Echogenität* zum umliegenden Gewebe in Form und Größe in der Regel abgrenzbar. Das ist z. B. bei Baker-Zysten der Fall, deren Abgrenzbarkeit durch die Kapsel ohnehin keine Schwierigkeiten bereitet (s. S. 95).

Ähnlich echoarm wie die Baker-Zyste ist der knorpelige Anteil von kartilaginären Exostosen (Abb. 120 und 121). Auch hier ist eine gute Abgrenzbarkeit gegen das umliegende Gewebe möglich. Im Gegensatz dazu besteht bei subkutanen Lipomen kein großer Unterschied zu der Schalleitfähigkeit des umliegenden Fettgewebes (Abb. 122). Das Reflexmuster im Lipom ist dem im subkutanen Fettgewebe ähnlich, was die Abgrenzung eher noch erschwert. Erleichtert wird die Darstellung durch die den Tumor umgebende Kapsel.

Die *Abgrenzung* infiltrativ wachsender Tumoren, wie z. B. bei Metastasen bösartiger Primärtumoren, kann in einigen Tumorbereichen möglich sein, weil sie z. B. durch kapselähnliche Strukturen gegen die Umgebung abgegrenzt sind, während der Tumor in anderen Bereichen ohne sichere Grenze in benachbartes Weichteilgewebe übergeht (Abb. 123 und 124).

Eine Abgrenzung verschiedener Gewebsstrukturen kann bei schwierigen Verhältnissen dadurch gelingen, daß unter sonographischer Sicht Bewegungen durchgeführt werden (s. Abb. 109).

Dieser Vorteil der Sonographie gegenüber den anderen bildgebenden Verfahren sollte unbedingt ausgenutzt werden.

Die *Lage* von Gefäßen, insbesondere der Arterien zum Tumor kann in der Regel gut bestimmt werden. Durch Anlegen verschiedener Schnitte läßt sich ein guter räumlicher Eindruck von der Größe des Tumors und der Lagebeziehung zu den Gefäßen gewinnen (Abb. 125 und 126).

Am Knochen ist der Nachweis bzw. Ausschluß von Kortikalisdefekten wichtig.

Bei Knochentumoren können am Übergang von unveränderten zu veränderten Knochen subperiostale Verknöcherungen auftreten (s. Abb. 110). In der sonographischen Darstellung ähneln diese Veränderungen der Nachverknöcherung behandelter Hüftdysplasien.

Bei der Beurteilung von Tumoren ist es wichtig, sich immer wieder zu vergegenwärtigen, daß sich aus der Echogenität kein Rückschluß auf die Histologie des Tumors ziehen läßt.

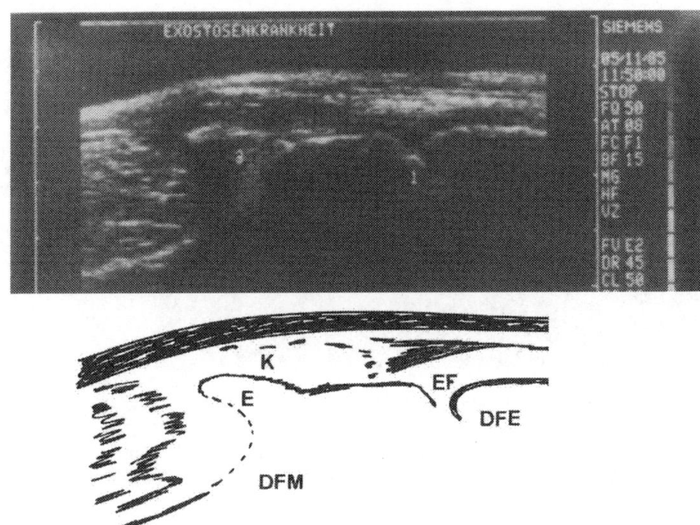

Abb. 120. Kartilaginäre Exostose. Frontalschnitt rechtes Knie von medial. Der knöcherne Teil der Exostose **(E)** führt zur Schallschattenbildung und Konturauslöschung an der distalen Femurmetaphyse **(DFM)**. Der echoarme knorpelige Anteil der Exostose **(K)** sitzt dem knöchernen Anteil haubenförmig auf. **EF** Epiphysenfuge, **DFE** distale Femurepiphyse

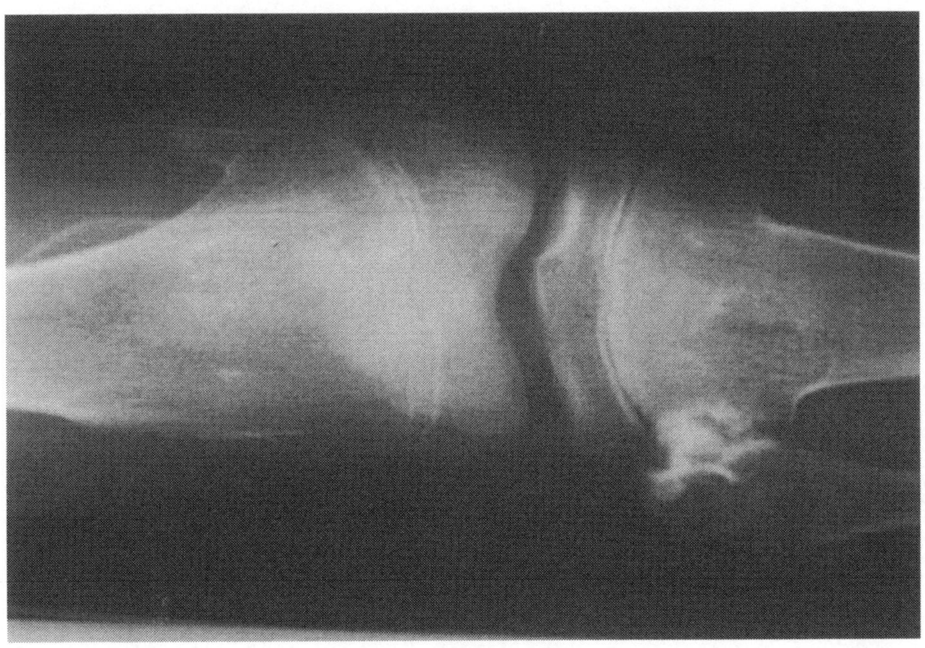

Abb. 121. Entsprechender Röntgenbefund zu Abb. 120

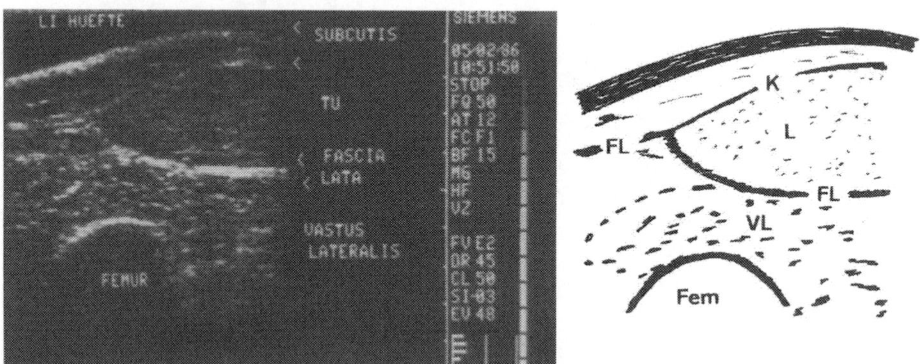

Abb. 122. Subkutanes Lipom an der Oberschenkelaußenseite. Transversalschnitt Oberschenkelaußenseite proximal. Das in der Echogenität dem subkutanen Fettgewebe entsprechende Lipom **(L)** ist von einer echoreichen Kapsel **(K)** umgeben. Es liegt der Fascia lata **(FL)** unmittelbar auf. Der linke Bildrand entspricht ventral. **VL** Vastus lateralis, **Fem** Femur

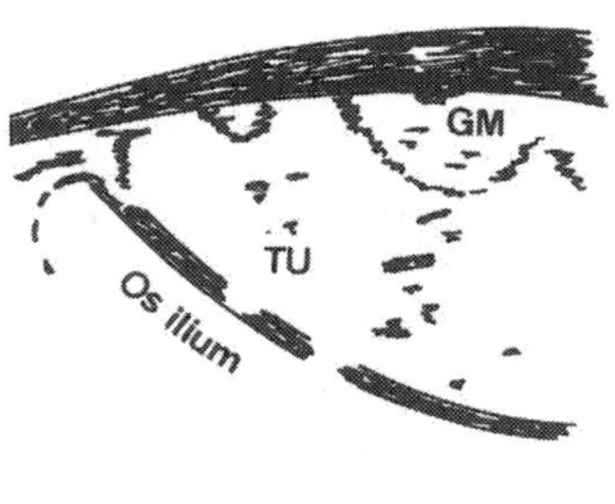

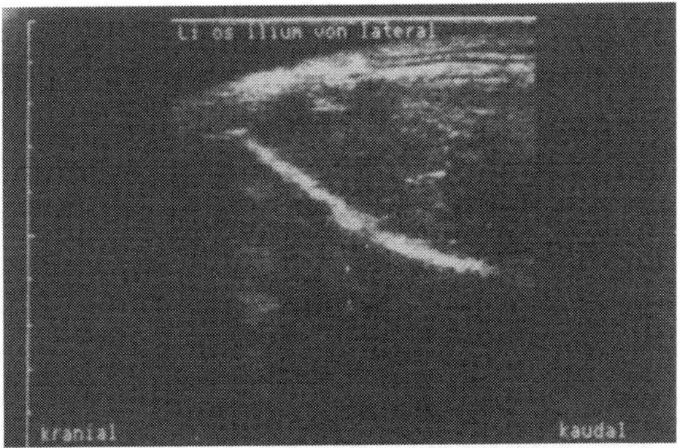

Abb. 123. Chondrosarkom linkes Os ileum. Frontalschnitt linkes Os ileum von lateral. Der echoarme Tumor **(Tu)** ist von echoreichen Sprenkel durchsetzt. Er liegt der äußeren Kontur des Os ileum unmittelbar auf. Die Begrenzung des Tumors gegen das umgebende Bindegewebe ist unscharf. **GM** Glutealmuskulatur

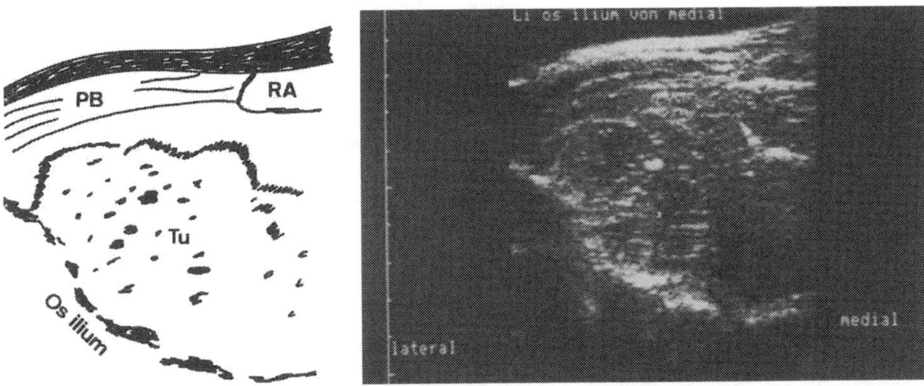

Abb. 124. Gleicher Patient wie Abb. 123. Transversalschnitt von ventral über dem linken Os ileum. Der Tumor (liegt dem Os ileum lateral auf s. Abb. 123) und ragt medial in das kleine Becken hinein. Der echoarme Tumor **(Tu)** ist von echoreichen Sprenkeln durchsetzt. Die Kortikalis des Os ileum ist mehrfach unterbrochen. Auch medial ist die Abgrenzung des Tumors gegen das umliegende Gewebe unsicher. **PB** platte Bauchmuskeln, **RA** Rectus abdominis

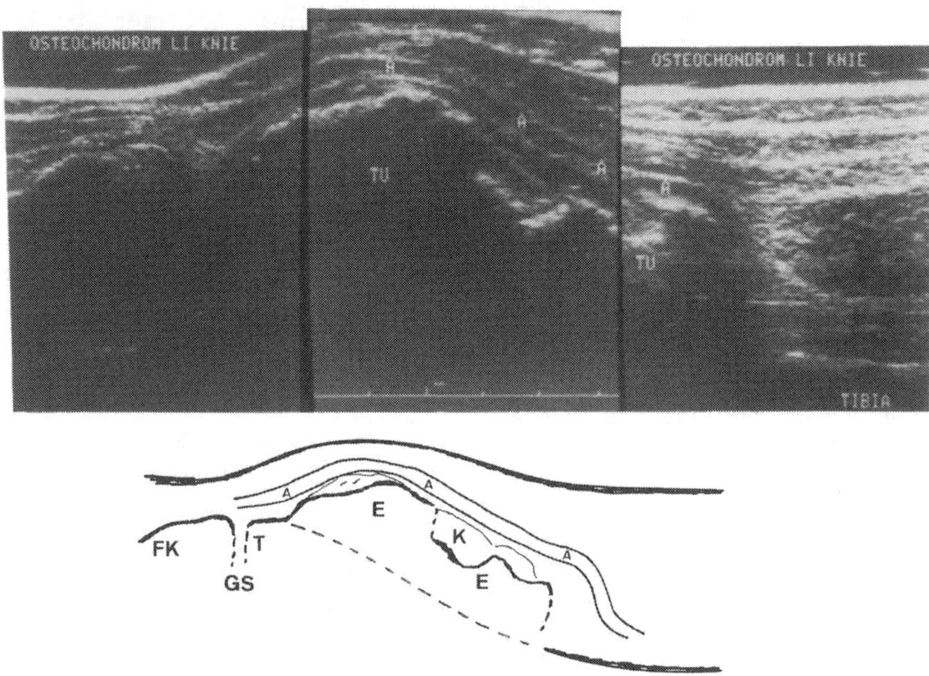

Abb. 125. Osteochondrom proximale Tibia. Sagittalschnitt proximale Tibia von dorsal. Unmittelbar distal des Kniegelenkspaltes **(GS)** wird die dorsale Kontur der Tibia **(T)** vorgewölbt. Dem knöchernen Anteil des Osteochondroms **(E)** liegen nur schmale echoarme knorpelige Anteile **(K)** auf. Die Arterie **(A)** wird durch den Tumor vorgewölbt. **FK** Femurkondylus

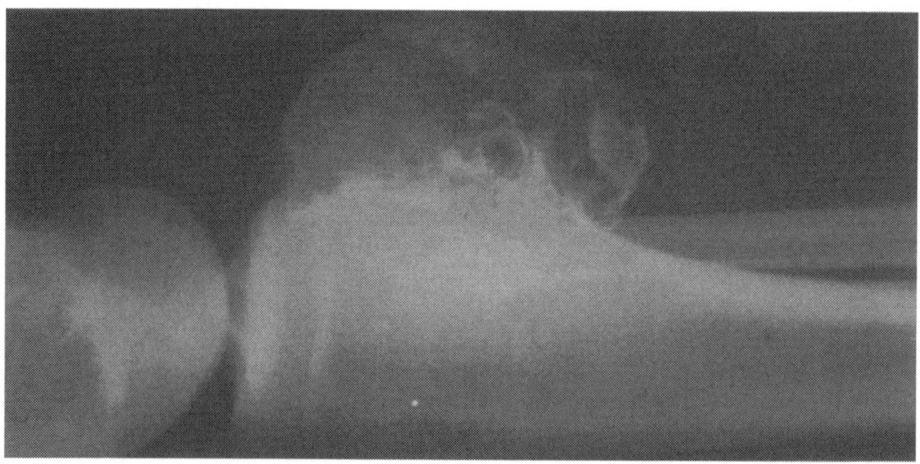

Abb. 126. Röntgenbefund zu Abb. 125

Literatur

Barriga P, Garcia C (1984) Ultrasonography in detection of intra-abdominal retainet surgical sponges. Z Ultrasound Med 4: 173-176

Bernadino ME et al. (1981) The extremity soft-tissue lesion: a comperative study of ultrasound, computed tomography and xeroradiography. Radiology 139: 53-59

Chivers RC, Hill RC (1975) Ultrasonic attenuation in human tissues. Ultrasound Med Biol 2: 25-29

Esche R (1952) Untersuchungen zur Ultraschallabsorption in tierischen Geweben und Kunststoffen. Akust Beiheft 2: 71-74

Fornage B (1982) Accidents musculaires du sportif. Nouv Presse Med 8: 11

Fornage BD et al. (1984) Sonography of the patellar tendon preliminary observations. AJR 143: 179-182

Frucht AH (1953) Die Schallgeschwindigkeit in menschlichen und tierischen Geweben. Z Ges Exp Med 120: 526-557

Gramberg H (1956) Absorptionsmessungen an biologischen Substanzen bei niedrigen Ultraschallfrequenzen. Dissertation, Joh.-Wolfg.-Goethe-Universität Frankfurt/M.

Kramps H-A, Lenschow E (1979) Einsatzmöglichkeiten der Ultraschalldiagnostik am Bewegungsapparat. Z Orthop 118: 355-364

Kratochwil A, Zweymüller K (1975) Ultrasound examination in orthopedic surgery. Proc 2nd Eur Congr Ultrasonics in Medicine. Experta Medica, Amsterdam, p 343

Pohlmann R (1939) Über die Absorption des Ultraschalls in menschlichen Gewebe und ihre Abhängigkeit von der Frequenz. Phys Z 40: 159-161

Seltzer SE, Finbery HJ, Weissman BN (1980) Arthrosonography-technique, sonographic anatomy and pathology. Invest Radiol 15: 19-28

Zweymüller K, Kratochwil A (1975) Ultraschalldiagnostik bei Knochen- und Weichteiltumoren. Wien Klin Wochenschr 87: 397-398

Säuglingshüfte

Technik der Untersuchung

Die Untersuchung erfolgt in Seitenlage, wobei die Beugung des untersuchten Hüftgelenks frei ist. Der Schallkopf wird in Höhe des Trochanter major aufgesetzt, die gewählte Schnittebene stimmt weitgehend mit der Frontalebene überein. Bei Neugeborenen besteht durch die Hockstellung eine Aufrichtung des Beckens, so daß hier nicht ganz die Frontalebene eingehalten wird.

Durch Schwenkbewegungen wird zunächst die rundliche echoarme Struktur des Hüftkopfes aufgesucht und danach durch Drehbewegung des Schallkopfes um eine quere Achse, die im Zentrum des Hüftgelenkes liegt, das Hüftgelenk in seinen ventralen und dorsalen Anteilen inspiziert. Bedingt durch die Anatomie des Hüftgelenks ist die knöcherne Überdachung des Hüftkopfes in den dorsalen Anteilen ausgeprägter, während die Pfanne in den ventralen Anteilen flacher ist. Im korrekten Schnitt sind der Unterrand des Os ileum, das Labrum acetabulare und der knöcherne Erker mit der Abspaltung des Periosts abgebildet. Bei der Durchmusterung der Hüfte im Real-time-Verfahren kann ein räumlicher Eindruck vom Hüftgelenk gewonnen werden. Bei gleichzeitiger Bewegung des Hüftgelenks wird das Zusammenspiel der einzelnen Strukturen, insbesondere das Verhalten des knorpeligen Erkers bei Drehbewegungen des Hüftkopfes und bei Druck und Zug kontrolliert. Zur Dokumentation hat sich die von Graf angegebene Schnittebene durchgesetzt. Bei Einhalten dieser Schnittebene werden reproduzierbare Schnitte erreicht und die Beurteilung ist einheitlich möglich.

Als Orientierungshilfe bei dorsaler oder ventraler Abweichung der Schnittebene von der Standardebene dient der Verlauf des Os ileum. Liegt der Schnitt zu weit ventral, so folgt aus der Anatomie des Hüftgelenkes, daß der knöcherne Anteil geringer ausgeprägt ist, die Kontur des Os ileum verläuft von der Pfanne ausgehend schräg in Richtung Oberfläche. Im dorsalen Anteil kann durch die Wulstung der knöchernen Pfanne eine gute Überdachung vorgetäuscht werden, das Os ileum stellt sich dann nicht mehr gradlinig verlaufend, sondern konkav dar.

Normale sonographische Anatomie (Abb. 127)

Caput femoris, Trochanter major, knorpeliger Erker und Y-Fuge bestehen aus hyalinem Knorpel, der aufgrund seiner histologischen Beschaffenheit eine geringe akustische Impedanz aufweist und somit fast echolos zur Darstellung kommt. Bindegewebige Strukturen wie z. B. Gelenkkapsel, Periost und Perichondrium sowie das Labrum acetabulare sind echodichter und lassen sich gut abgrenzen. Darmbein, knöcherner Erker, Pfannendach, Knorpelknochengrenze des Schenkelhalses und Femurschaft sind fast vollständig reflektierende Grenzschichten, die als starke Echos imponieren und dahinterliegende Strukturen nicht zur Darstellung kommen lassen.

Die echoreichen Strukturen dienen zum Teil als Begrenzungslinie der echoarmen knorpeligen Strukturen. So wird der knorpelige Erker lateral vom Labrum acetabulare, kranial lateral vom Perichondrium und medial vom Os ileum begrenzt. Gegen den Hüftkopf ist eine Abgrenzung gelegentlich durch einen dazwischen gelegenen Flüssigkeitsfilm möglich, in der Regel wird die Grenze zwischen beiden Strukturen durch die geometrischen Verhältnisse (rundlicher Hüftkopf, darüberliegender dreieckförmiger knorpeliger Erker) deutlich.

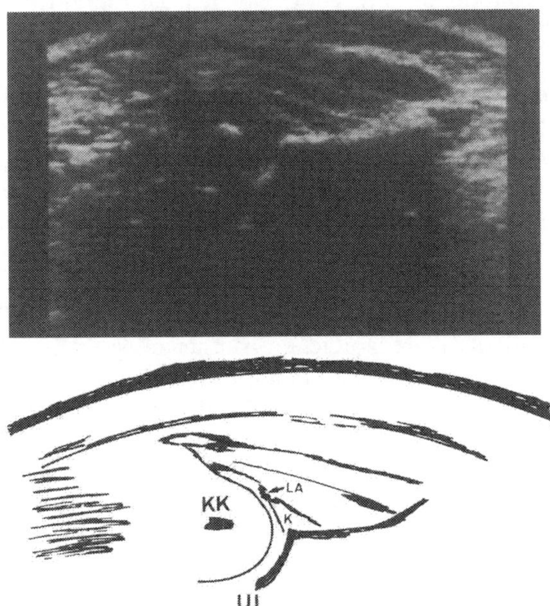

Abb. 127. 5 Monate altes Mädchen, Normalbefund (Typ I nach Graf). Der echofreie Hüftkopf bestehend aus hyalinem Knorpel enthält in der Mitte den reflexreichen Hüftkopfkern. Die knöcherne Pfanne ist lateral scharf begrenzt und geht in die Außenfläche des Os ileum über. Der Unterrand des Os ileum **(UI)** gibt einen hellen Reflex und begrenzt es nach distal zur Y-Fuge. Nach lateral schließt sich dem Os ileum der knorpelige Erker an **(K)**, er wird nach lateral durch das Labrum acetabulare **(LA)** begrenzt. Das Labrum acetabulare liegt der Kapsel innen an. Distal des Labrum acetabulare setzen die Septen der Glutealmuskulatur am Trochanter major an. **KK** Kopfkern, **UI** Unterrand Os ileum

Drei Strukturen müssen im *Standardschnitt* abgebildet sein und sind für die Beurteilung des Sonogramms unerläßlich:

- das Labrum acetabulare,
- der knöcherne Erker und
- der Unterrand des Os ileum.

Auf ihre anatomische Lagebeziehung soll daher ausführlicher eingegangen werden.

Die Y-Fuge ist die knorpelige Vereinigung der 3 an der Hüftpfanne beteiligten Knochen. Sie bleibt bis zur Pubertät bestehen. Sonographisch einsehbar ist die Y-Fuge, solange der Hüftkopfkern klein ist und die Fuge nicht durch den Schatten des Hüftkopfkernes verdeckt wird. Dies tritt in der Regel nach Abschluß des 1. Lebensjahres auf.

Zur Beurteilung von Hüftsonogrammen ist die Abbildung des *Unterrandes des Os ileum* unbedingt erforderlich. Bei einem zentralen Schnitt durch die Gelenkpfanne entsteht am Unterrand des Os ileum ein kräftiger Reflex, da die Knochenfläche hier nahezu senkrecht zur Einfallsrichtung der Schallwellen steht. An das Os ileum schließen sich nach distal fransenförmige Bindegewebsstrukturen an, die der knorpeligen echofreien Y-Fuge vorgelagert sind. Bei Abweichung der Schnittebene nach ventral oder dorsal liegt der Schnitt mehr in den aufsteigenden Schenkeln des Y, die angeschallte Knochenfläche des Os ileum wird insgesamt kürzer und schräger gegen die Einfallrichtung der Schallwellen gestellt, was dazu führt, daß der Unterrand unschärfer abgebildet wird.

Der *knöcherne Erker* ist die laterale Begrenzung der Hüftpfanne. In der Standardschnittebene ist diese Begrenzung im Idealfall scharfkantig eckig. Bei ventral der Standardebene gelegten Schnitten flacht der knöcherne Erker ab und wird fliehend, während bei weiter dorsal angelegten Schnitten der Erker wulstig vorspringt und insgesamt eine bessere Überdachung des Hüftkopfes vortäuschen kann. Geometrisch läßt sich der knöcherne Erker als der Punkt definieren, an dem die Konkavität der Pfanne umschlägt in die Konvexität der äußeren Begrenzung des Os ileum.

Das *Labrum acetabulare* markiert den lateralen Rand des knorpeligen Erkers und ist eine echoreiche Struktur, die zwischen Hüftkopf und Gelenkkapsel bzw. Perichondrium liegt. Es darf nicht verwechselt werden mit einer anderen echoreichen Struktur, die weiter distal und lateral liegt und dem Ansatz der Hüftkapsel am Schenkelhals entspricht.

Morphometrie (Abb. 128–134)

Zur Beschreibung pathologischer Veränderungen am Hüftgelenk führte Graf Winkelbestimmungen im Hüftsonogramm ein und ermöglichte so die quantifizierte Beurteilung.

Der *Winkel α* wird gebildet aus der Grund- und der Pfannendachlinie, er dient als Maß für die knöcherne Überdachung des Hüftkopfes. Ein α-Winkel von 60° entspricht einer guten knöchernen Überdachung, ein kleinerer Winkel schlechter knöcherner Überdachung des Hüftkopfes.

Der *Winkel β* wird gebildet durch die Grundlinie und die Ausstellungslinie, er ist ein Maß für die knorpelige Absicherung des Hüftkopfes. Bei schlechter knöcherner Absicherung bedeutet ein kleiner β-Winkel Kompensation durch den knorpeligen Anteil der Pfanne, während größerwerdende β-Winkel bei schlechter knöcherner Überdachung für eine Dezentrierung des Hüftkopfes und Deformierung des knorpeligen Erkers sprechen.

Die zur Winkelbestimmung notwendigen Linien orientieren sich an den eingangs beschriebenen anatomischen Strukturen (Unterrand des Os ileum, knöcherner Erker, laterale Begrenzung des Os ileum, Labrum acetabulare).

Die *Grundlinie* ist eine Linie, die lateral dem Os ileum anliegt. Sie verläuft proximal durch die Abspaltung des Periosts vom Knochen und liegt distal davon der lateralen Begrenzung des Os ileum tangential an.

Die *Pfannendachlinie* verläuft durch den Unterrand des Os ileum und durch den Punkt, an dem die Konkavität der Pfanne in die Konvexität umschlägt.

Die *Ausstellungslinie* verläuft durch das Labrum acetabulare und ebenfalls durch den Punkt, an dem die Konkavität der Pfanne in die Konvexität umschlägt.

Tabelle 4. Hüftgelenk Typ 1

Typ	α-Winkel	β-Winkel
I a	≥ 60°	≤ 55°
I b	≥ 60°	> 55°

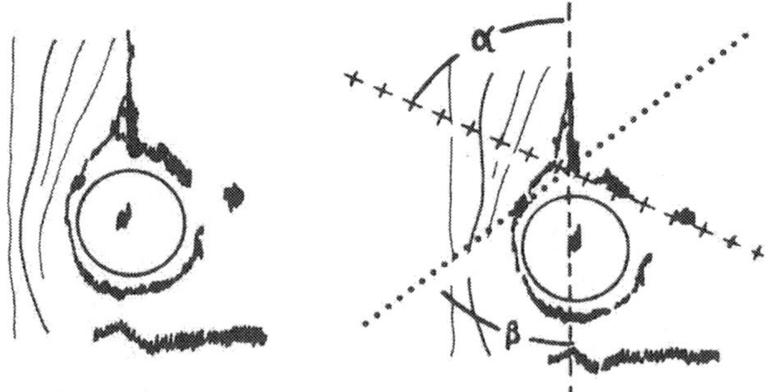

Abb. 128. Hüftgelenktyp I schematisch. Die knöcherne Formgebung ist gut, der knöcherne Erker eckig. Der knorpelige Erker ist schmalbasig aufsitzend und weit übergreifend. Der Winkel α ist größer als 60°, der Winkel β beim Typ Ia kleiner als 55°, beim Typ 1b größer als 55°. ----- Grundlinie, + + + + + Pfannendachlinie, · · · · · Ausstellungslinie

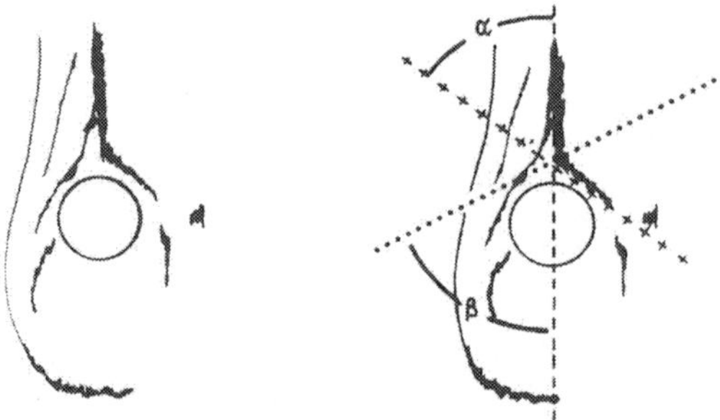

Abb. 129. Hüfte Typ II (a/b) schematisch. Der knöcherne Erker ist rund, der knorpelige Erker dem Os ileum lateral breitbasig aufsitzend, den Hüftkopf jedoch noch weit nach distal übergreifend. Knöcherne Pfanne und knorpeliger Erker geben dem Hüftkopf eine sichere Zentrierung. Der Winkel α liegt zwischen 50 und 59°. Der Winkel β ist größer als 55°. Bis zum 3. Lebensmonat kann der Typ II als physiologische Verknöcherungsverzögerung angesehen werden (Typ IIa). Ab dem 3. Lebensmonat ist der Entwicklungsrückstand pathologisch (Typ IIb)

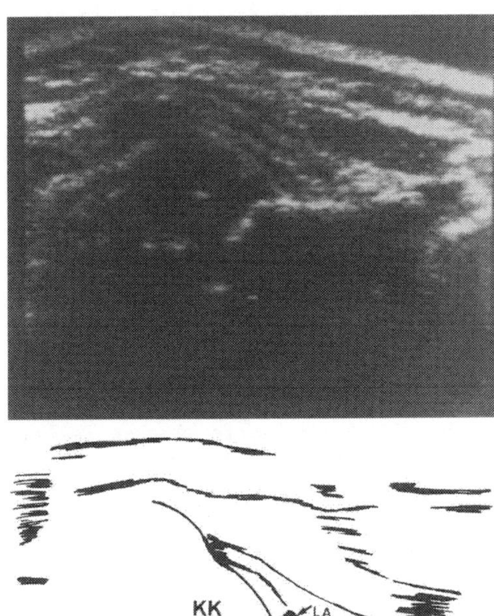

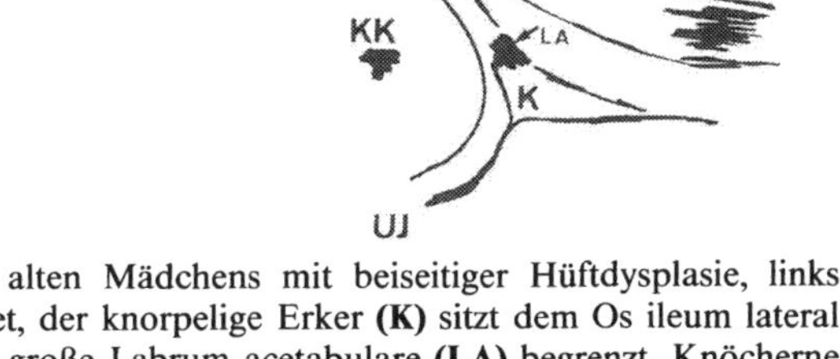

Abb. 130. Linke Hüfte eines 5 Monate alten Mädchens mit beiseitiger Hüftdysplasie, links Typ IIb. Der knöcherne Erker ist gerundet, der knorpelige Erker **(K)** sitzt dem Os ileum lateral breitbasig auf und wird lateral durch das große Labrum acetabulare **(LA)** begrenzt. Knöcherne Pfanne und knorpeliger Erker geben dem Hüftkopf noch eine gute Zentrierung. **KK** Kopfkern, **LA** Labrum acetabulare, **K** knorpeliger Erker, **UI** Unterrand Os ileum

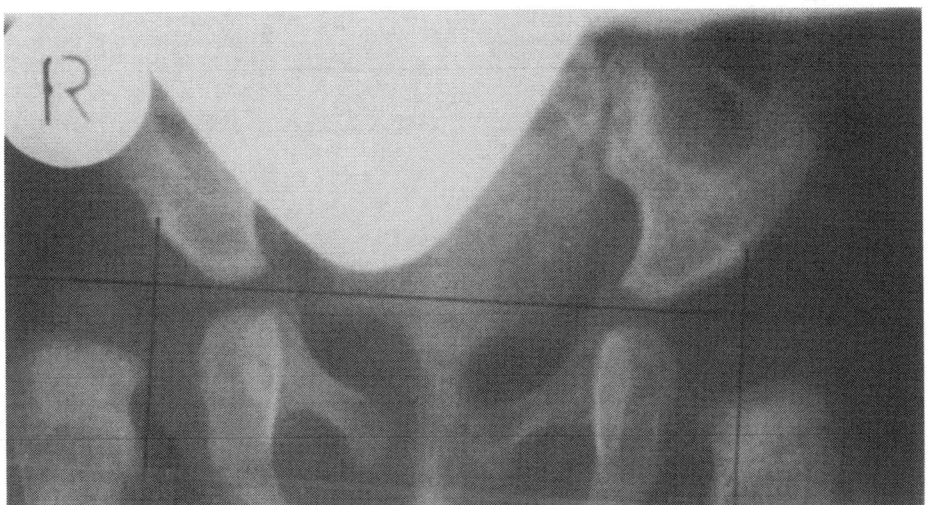

Abb. 131. Röntgenbefund zur in Abb. 130 gezeigten linken Hüfte

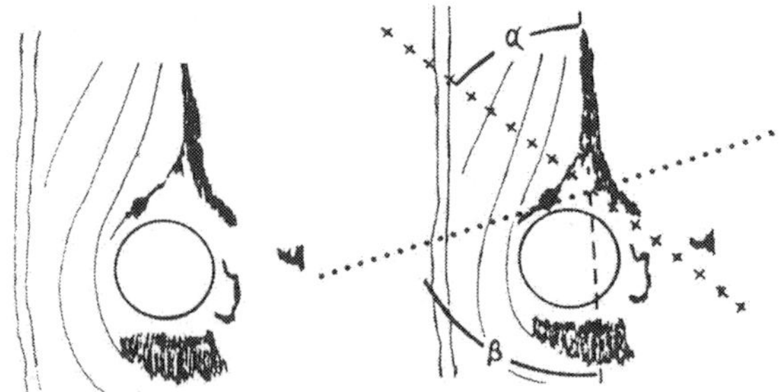

Abb. 132. Hüftgelenktyp II (g/d) schematisch. Der knöcherne Erker ist rund bis fliehend, der knorpelige Erker sitzt dem Os ileum lateral breitbasig auf. Durch die ungenügende knöcherne Formgebung werden die Druckkräfte des Kopfes auf den weichen knorpeligen Erker übertragen und können zu einer Kranialverlagerung der knorpeligen Pfannenteile führen. Der α-Winkel liegt zwischen 43–49°, der β-Winkel zwischen 70–77 (Typ II g), bei größerer Druckübertragung auf den knorpeligen Erker liegt der β-Winkel über 77° (Typ II d). ----- Grundlinie, + + + + + Pfannendachlinie, · · · · · Ausstellungslinie

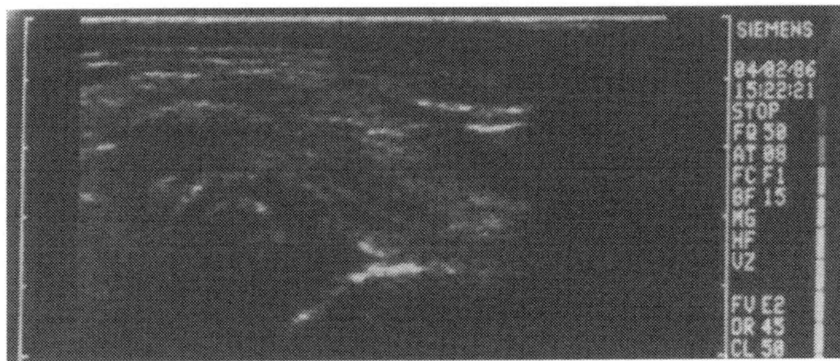

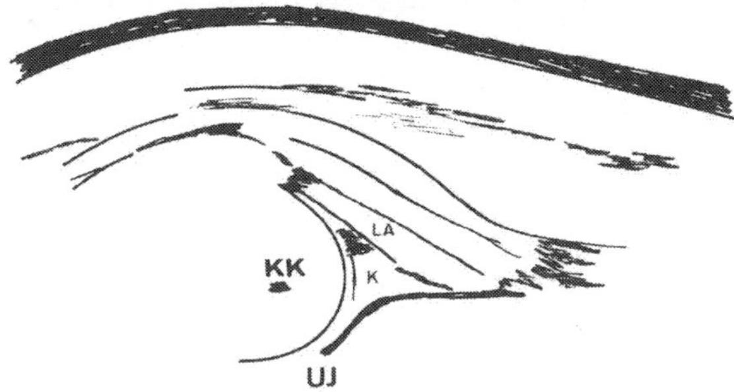

Abb. 133. Linkes Hüftgelenk eines 8 Monate alten Mädchens, beidseitige Hüftdysplasie, links Typ II d nach Graf. Die knöcherne Formgebung ist hochgradig mangelhaft, der knöcherne Erker ist rund. Der knorpelige Erker **(K)** ist verdrängt, er entspricht in der Form nahezu einem gleichseitigen Dreieck. Das Labrum acetabulare **(LA)** ist durch den Hüftkopf angehoben und nach kranial verdrängt. Der Hüftkopfkern **(KK)** ist tangential getroffen. **UI** Unterrand Os ileum

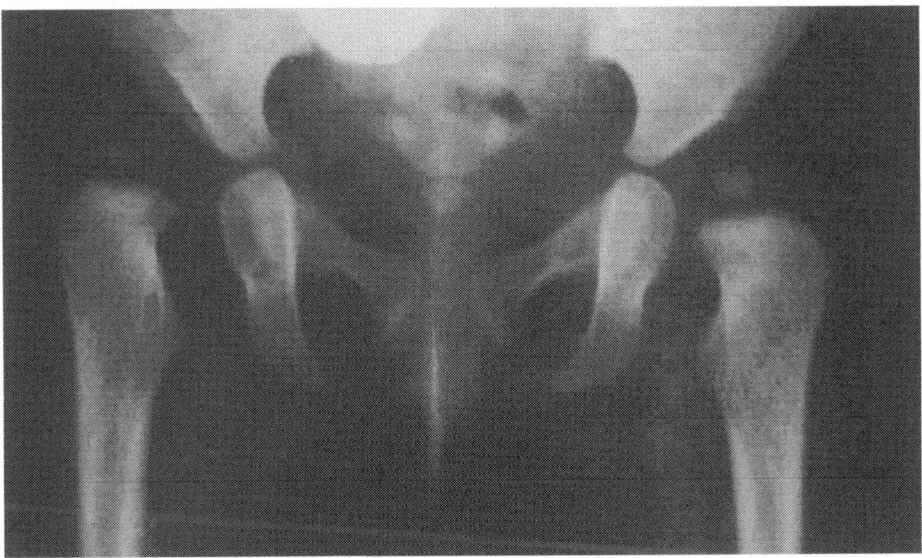

Abb. 134. Röntgenbefund zum Sonogramm der linken Hüfte in Abb. 133

Klassifikation sonographischer Hüftgelenkbefunde

Durch Einführung von Winkelwerten lassen sich unterschiedliche Hüftgelenktypen definieren und gegeneinander abgrenzen.

Der *Hüftgelenktyp I* entspricht dem Normalbefund (s. Abb. 127 und 128). Die knöcherne Hüftgelenkpfanne ist gut ausgeprägt, der knöcherne Erker eckig. Der knorpelige Erker ist dem Os ileum schmalbasig aufsitzend und den Hüftkopf spitzzipflig nach distal umgreifend. Entsprechend dieser Form ist der α-Winkel 60° oder größer, der β-Winkel 55° oder kleiner. In einigen Fällen ist der knorpelige Erker kürzer und reicht nicht so weit nach distal, so daß der β-Winkel in diesen Fällen größer als 55° wird, ohne daß dem pathologische Bedeutung zukäme (s. Tabelle 4).

Der *Hüftgelenktyp II* wird charakterisiert durch einen α-Winkel, der zwischen 43° und 59° liegt, der β-Winkel liegt über 55°. Innerhalb dieser Gruppe wird sowohl hinsichtlich des Alters als auch der Dysplasieausprägung weiter unterteilt in II a/b, II g/d.

Bis zum Abschluß des 3. Lebensmonats wird häufig ein etwas gerundeter knöcherner Erker gefunden, bei jedoch noch weit übergreifendem knorpeligem Pfannenanteil. Der α-Winkel liegt zwischen 50 und 59°, der β-Winkel über 55°. Bis zum 3. Lebensmonat wird dieser Hüftgelenktyp als Typ II a bezeichnet und als physiologischer Entwicklungsrückstand angesehen. Sofern nach dem 3. Lebensmonat noch eine ähnliche Konstellation vorliegt, wird dieser Hüftgelenktyp als Typ II b bezeichnet (s. Abb. 129-131).

Bei zunehmender Abflachung des knöchernen Erkers und Kranialverlagerung des knorpeligen Erkers, kommt es zu einer weiteren Verkleinerung des α-Winkels und entsprechender Vergrößerung des β-Winkels. Hüftgelenke mit einem α-Winkel zwischen 43 und 49° und mit einem β-Winkel über 70° bezeichnet Graf mit II g (Abb. 132-134) oder bei entsprechend großem β-Winkel (>77°) mit II d (Tabelle 5).

Beim *Hüftgelenktyp III* (Abb. 135-137) setzt sich die Abflachung der knöchernen Pfanne und die Verbreiterung mit Kranialisierung des knorpeligen Erkers weiter fort. Die α-Winkel liegen unter 43°, die β-Winkel über 77°.

Die Verdrängung des knorpeligen Erkers kann beim Typ III soweit führen, daß strukturelle Umbauvorgänge im hyalinen Knorpel auftreten, die sich entsprechend in einer geänderten Echogenität zeigen. Im Gegensatz zum Hüftgelenktyp III a mit histologisch unverändertem knorpeligen Erker wird bei echoreichem knorpeligen Erker dieser Typ als Typ III b bezeichnet (Tabelle 6, Abb. 138). Bei vollständiger Luxation wird die Hüfte als *Typ IV* klassifiziert (Abb. 139 und 140).

Tabelle 5. Hüftgelenk Typ II

Typ	α	β	Alter
II a	50°-59°	>55°	≤3 Monate
II b			>3 Monate
II g	43°-49°	70°-77°	altersunabhängig
II d	43°-49°	>77°	

Tabelle 6. Hüftgelenk Typ III

Typ	α	β	Strukturelle Veränderungen des knorpeligen Erkers
III a	<43°	>77°	nein
III b			ja

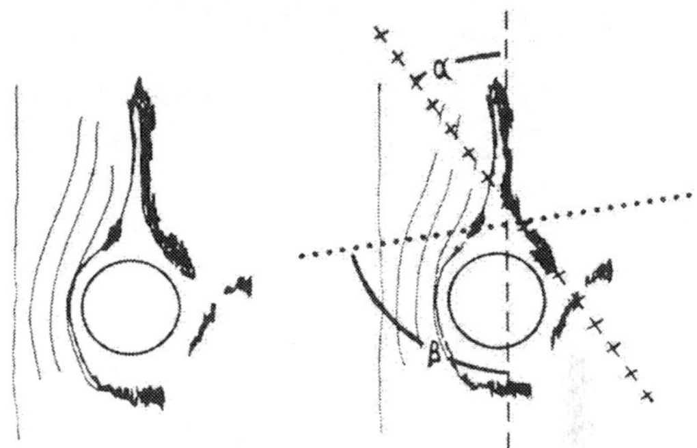

Abb. 135. Hüftgelenktyp III schematisch. Die knöcherne Formgebung ist schlecht, der knöcherne Erker sehr flach. Der knorpelige Erker sitzt dem Os ileum lateral breitbasig auf und ist nach kranial verdrängt. Der α-Winkel liegt unter 43°, der β-Winkel über 77°. Bei normalem hyalin-knorpeligen Erker wird der Typ III als Typ IIIa bezeichnet. Bei strukturellen Veränderungen kann der knorpelige Erker echoreich erscheinen, das Gelenk wird dann als Typ IIIb klassifiziert. ----- Grundlinie, + + + + + Pfannendachlinie, · · · · · Ausstellungslinie

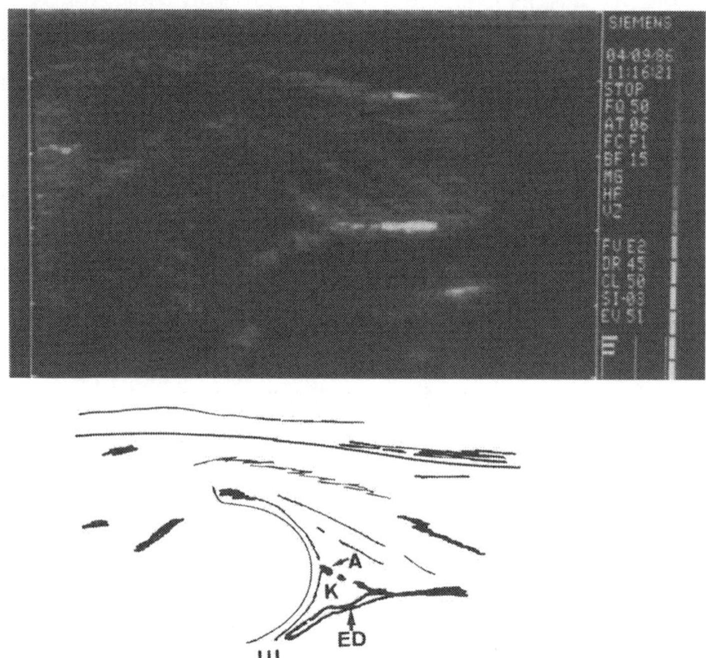

Abb. 136. Linke Hüfte eines 3 Monate alten Mädchens mit Hüftgelenktyp III a. Die knöcherne Formgebung ist schlecht, der knöcherne Erker mit lateral gelegenem Erkerdefekt **(ED).** Der knorpelige Erker **(K)** ist verdrängt,ohne Strukturstörung, dem Ileum breitbasig aufsitzend. Das Labrum acetabulare **(LA)** ist nach kranial verlagert. **UI** Unterrand Os ileum

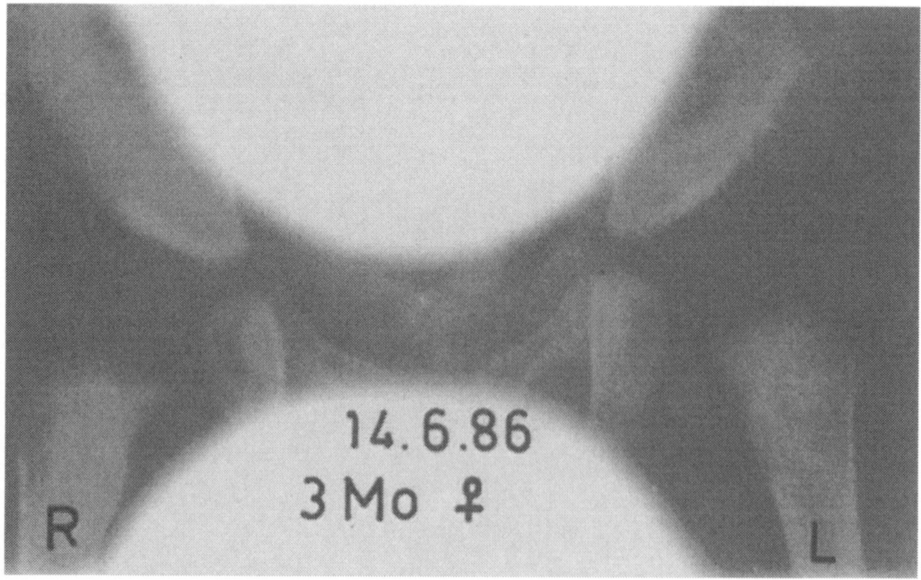

Abb. 137. Röntgenbefund zu Sonogramm der linken Hüfte in Abb. 136

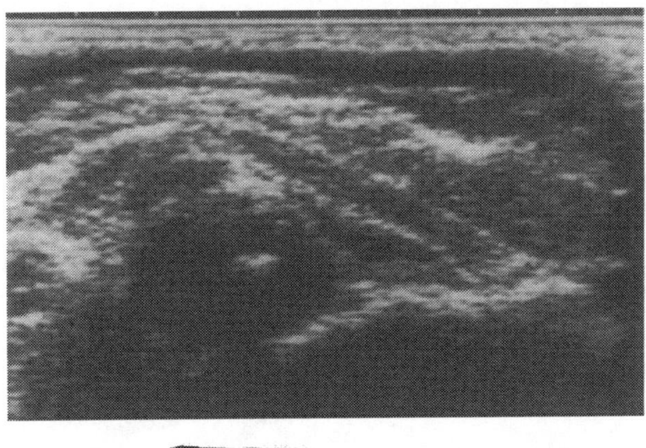

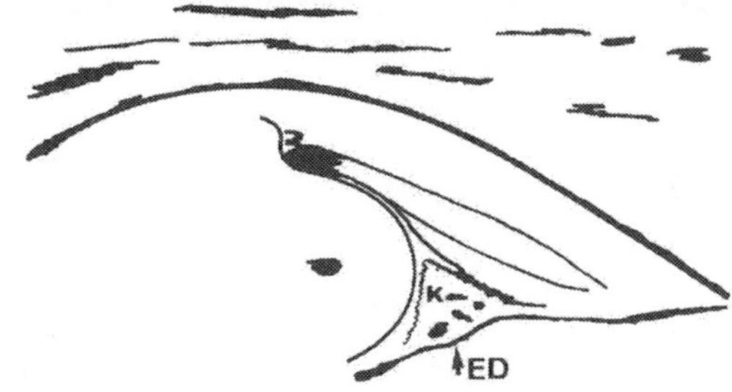

Abb. 138. 5 Monate altes Mädchen, Hüftdysplasie rechts, Hüftgelenktyp IIIb. Der knorpelige Erker **(K)** ist echoreicher als der darunterliegende echofreie Hüftkopf. Die laterale Begrenzung des Os ileum weist einen Erkerdefekt **(ED)** auf. Entsprechender Röntgenbefund s. rechte Hüfte in Abb. 131

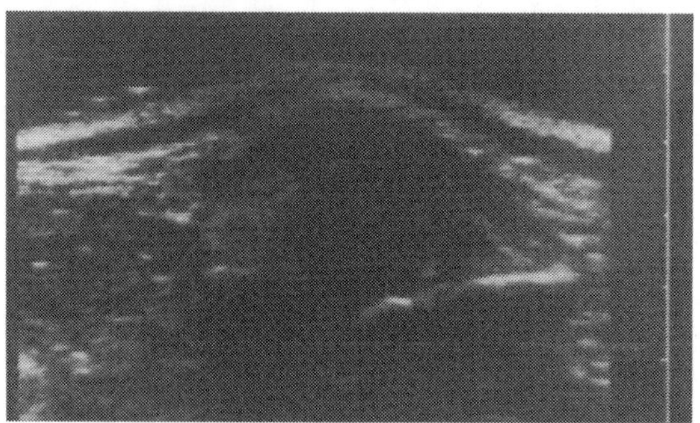

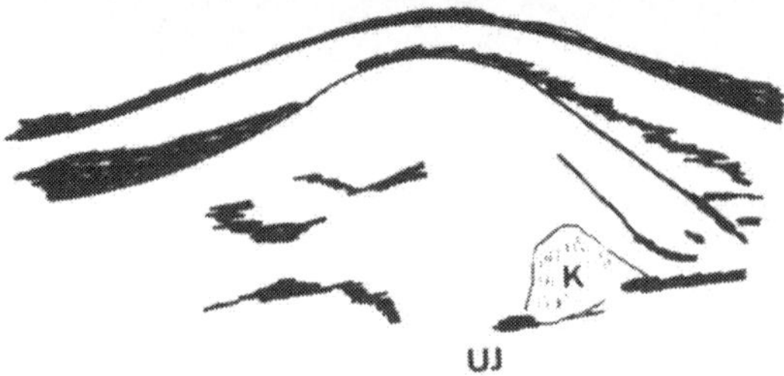

Abb. 139. Linkes Hüftgelenk eines 6 Monate alten Mädchens, Hüftluxation links, Typ IV. Die knöcherne Formgebung ist schlecht, der Erker flach. Der knorpelige Erker **(K)** ist deformiert, es besteht ein Wechsel echoreicher und echoarmer Bezirke. Die Struktur des Hüftkopfes ist in diesem Schnitt nicht erkennbar. **UI** Unterrand Os ileum

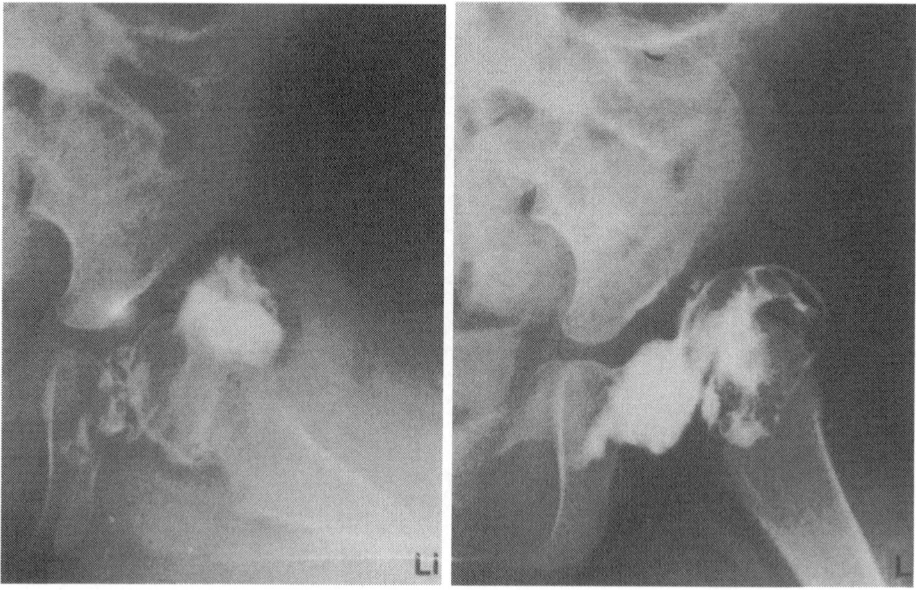

Abb. 140. Arthrographiebefund zu Abb. 139

Stellenwert und therapeutische Konsequenz

Die Sonographie ist ein bildgebendes Verfahren, das nach bisherigen Erkenntnissen, wenn es in den von der AIUM (*A*merican *I*nstitute for *U*ltrasound in *M*edicine) angegebenen Grenzen angewandt wird, komplikationslos ist. Sie eignet sich damit zur breiten Anwendung und zur kurzfristigen Verlaufskontrolle.

Ein Vorteil gegenüber der Röntgenuntersuchung bei Hüftdysplasien besteht darin, daß die für das weitere Wachstum der Hüfte verantwortlichen Strukturen in ihrer knorpeligen Anlage dargestellt werden können und somit auch eine sehr frühe Beurteilung möglich ist.

Hüftgelenke, die einem Typ IIg oder schlechter entsprechen, haben zumeist auch eine klinische Symptomatik. In diesen Fällen dient die Sonographie der Sicherung der Diagnose mit einem bildgebenden Verfahren. Bei der Therapiekontrolle dieser Hüften können strukturelle Veränderungen am knorpeligen Erker (z. B. Übergang von Typ IIIb nach IIIa) und die Nachverknöcherung mit diesem bildgebenden Verfahren beurteilt werden.

Bei den Gelenken der Gruppe IIa und b ist eine sichere klinische Verlaufskontrolle nicht möglich, hier bietet die Sonographie die Möglichkeit sehr früher Diagnostik und differenzierter Verlaufskontrolle, so daß Verschlechterungen frühzeitig erkannt werden.

Literatur

Graf R (1982) Die anatomischen Strukturen der Säuglingshüfte und ihre sonographische Darstellung. Morphol Med 2: 29-38

Graf R (1983) Die Bedeutung der Sonographie bei der Untersuchung der Säuglingshüfte. Biomed Technik 28/11: 257-263

Graf R (1985) Sonographie der Säuglingshüfte. Enke, Stuttgart

Graf R, Schuler P (1986) Die Säuglingshüfte im Ultraschallbild: ein Atlas. Edition Medizin, VCH, Weinheim

Rott HD (1984) Ultraschall in der Medizin: Biologische Wirkungen und Sicherheitsaspekte. Dtsch Arztblatt 47: 1071

Handwurzelgelenke

Technik der Untersuchung

Die Untersuchung der Hände kann prinzpiell auf 2 Arten erfolgen:

1. Unter Verwendung einer konkaven Vorlaufstrecke möglichst unterschiedlicher Wölbung wird der Applikator direkt über die Hände geführt, oder
2. die Hände werden in ein Wasserbad eingetaucht, das möglichst gasfrei ist. Bei letzterer Untersuchungstechnik ergibt sich eine ungewöhnlich kräftige Reflexion an der Hautoberfläche bedingt durch den sehr hohen Impedanzsprung zwischen dem Wasser und der Haut.

(Die Höhe des Impedanzsprunges ist abhängig von der Differenz der Schalleitungsgeschwindigkeiten der beiden benachbarten Medien.)

Auch im Wasserbad werden die Gelenke aktiv bewegt, um die einzelnen Strukturen besser zu erfassen. Turbulenzen im Wasser führen zu Reflexionen, so daß die Bewegungen langsam und bedächtig durchgeführt werden müssen.

Normale sonographische Anatomie

Die normale Hand zeigt bei sonographischer Untersuchung des Handrückens außer einer scharfen Reflexion an der Knochenoberfläche wenig differenzierbare Weichteilstrukturen. Im Normalfall sind sowohl die Kutis wie Subkutis als auch die Sehnen und Bindegewebsstrukturen schwer zu differenzieren. Während die jeweils untersuchten knöchernen Strukturen wie gewohnt an ihrer Oberflächenreflexion gut zu erkennen sind, ist der Gelenkspalt z. B. des proximalen Handwurzelgelenks aber auch der Interkarpalgelenke sowie der Karpometakarpalgelenke nur bei gleichzeitiger kinetischer Untersuchung der beteiligten Gelenkstrukturen auszumachen. Dabei ist der Radius noch relativ leicht vom Os naviculare bei gleichzeitiger Bewegung des proximalen Handwurzelgelenkes zu trennen. Schwieriger dagegen ist es, bei radialer Längsschnittführung das Os trapezoideum und Os trapezium vom Os naviculare abzugrenzen, da die interkarpalen Gelenkspalten noch schwerer zu differenzieren sind (Abb. 141).

Die Darstellung des Ulna-Karpus-Gelenkes im Längsschnitt zeigt die Weichteilstrukturen über der distalen Ulna über dem Os lunatum und dem Os capitatum. Bewegungen der Knochen helfen die einzelnen Gelenke zu differenzieren. Einfacher ist der Blick von volar, weil durch die Muskulatur die Schalltransmission verbessert wird.

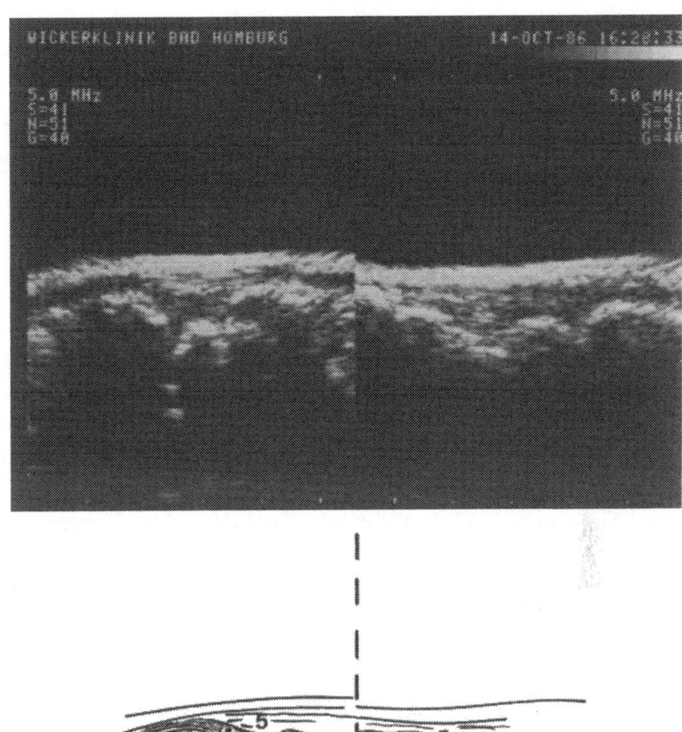

Abb. 141. 77jähriger Patient mit seropositiver rheumatoider Arthritis Karpalarthritis, Längsschnitt über Ulna. **1** Distales Ulnaende, **2** Os lunatum, **3** Os hamatum, **4** Synovialitis
Normalbefund zum Vergleich. **1** Distales Ulnaende, **2** Os lunatum, **3** Os hamatum, **5** Sehnen

Beurteilungskriterien

Wie auch schon in den anderen Kapiteln dargestellt, verbessern entzündliche Veränderungen die sonographische Darstellbarkeit der Handgelenkstrukturen entscheidend. Während normalerweise die Sehnen der Extensoren von dorsal und der Flexoren von ventral kaum vom umgebenden Retinakulum bzw. den anderen Strukturen zu trennen sind, werden sie im Falle einer Tenosynovitis teilweise sehr gut darstellbar. Auch die Karpalknochen lassen sich durch eine überziehende Synovitis besser differenzieren.

Krankheitsbilder

Karpalarthritis

Im Falle einer Entzündung der distalen oder proximalen Handwurzelgelenke kommt es abhängig von der Dicke der Synovialitis zur zunehmend verbesserten Schalleitung auf die jeweils nachfolgende knöcherne Struktur, so daß deren Kortikalisreflexion intensiviert wird und Gelenkspalten durch entzündliches Substrat scharf gekennzeichnet erscheinen. Bei gleichzeitiger Usurbildung werden diese als stanzförmige Oberflächendefekte gesehen. Usuren müssen in 2 Ebenen abgebildet werden, um sie als lokale Knochendefekte sicher zu charakterisieren. Besonders einfach ist die Erfassung der Synovialitis im Radiokarpalgelenk, die wir am leichtesten in Längsschnitten von dorsal und volar erfassen. Aber auch Entzündungen der Interkarpalgelenke bzw. der Karpometakarpalgelenke können in Längs- und Querschnitten auf diese Weise erfaßt werden (Abb. 142).

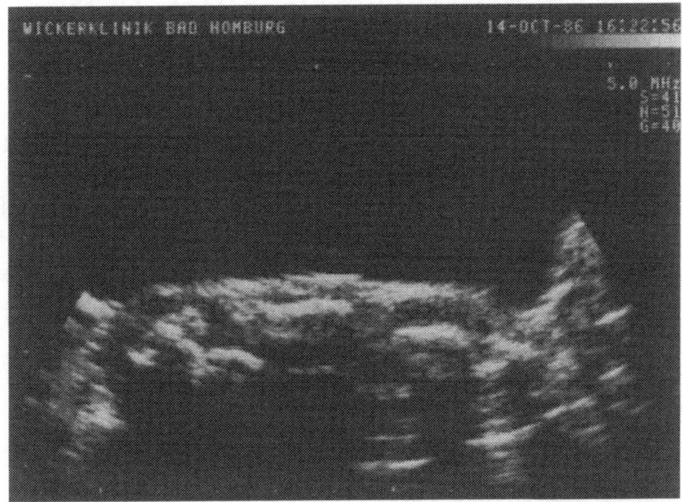

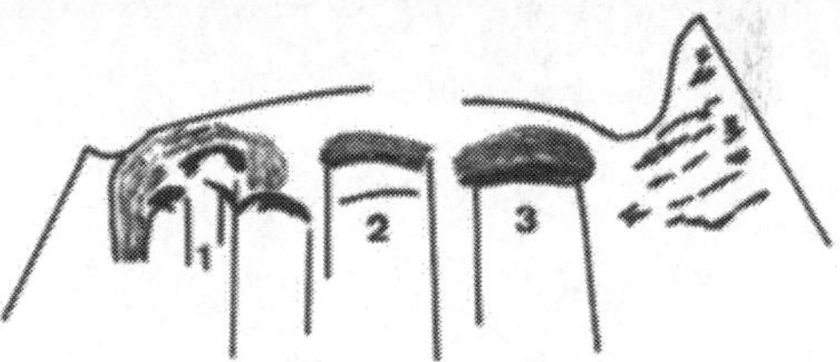

Abb. 142. 77jähriger Patient mit seropositiver rheumatoider Arthritis, ausgeprägte Fingergrundgelenkarthritis, Querschnitt über dem 3., 4. und 5. Finger rechts mit Subluxation des 5. Fingers. **1** Basis des Grundgliedes des 5. Fingers rechts, **2** 4. Finger, **3** 3. Finger mit ausgeprägtem entzündlichem Substrat

Tenosynovitis (Synonym: die Tenovaginitis)

Durch entzündliche Verdickung der Sehnenscheide werden diese als tubuläre, meist über einen längeren Sehnenstreckenverlauf zu verfolgende Formationen gesehen, in deren Mitte die Sehne als heller, sehr kräftiger Reflex hervortritt. Auch hier erscheint, wie bereits am Sprunggelenk beschrieben, das Bild der „Landstraßenmarkierung". Je kräftiger und ausgedehnter die Tenosynovitis, desto intensiver wird die Reflexion der eigentlichen Sehne in dem umgebenden entzündlichen Substrat der Tenosynovitis, die dann zumeist vom Unterarm bis weit über den Carpus hinaus verfolgt werden kann (Abb. 143).

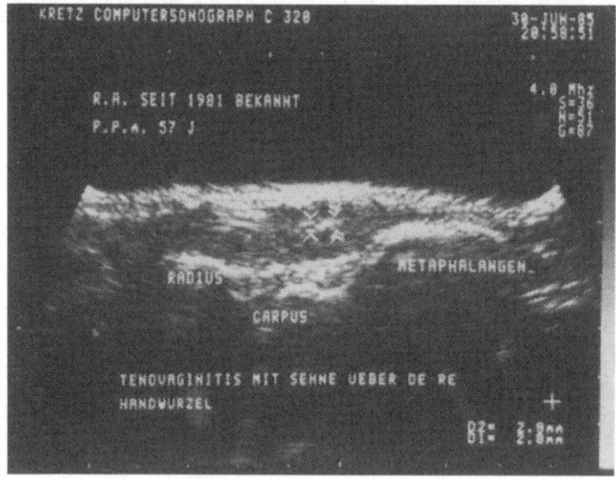

Abb. 143. Tenosynovitis, der Streckensehne über der rechten Handwurzel

Caput-ulnae-Syndrom

Bei entzündlichem Befall des Ulnaköpfchens bzw. des Processus styloideus ulnae kommt es in vielen Fällen von rheumatoider Arthritis zur frühzeitigen Usurbildung bzw. erosiver Knochenveränderung, die im Ultraschallbild als Unterbrechung der Knochenoberfläche leichter gesehen werden kann. Ist der Processus styloideus sowie das gesamte Caput ulnae durch viele Usuren destruiert, so erscheint im Ultraschallbild ein bizarres Echogebilde, das von der ursprünglichen Anatomie des Ulnaköpfchens nichts mehr erkennen läßt. Das umgebende entzündliche Substrat verbessert auch hierbei die Schalleitung auf den destruierten Knochen (Abb. 144).

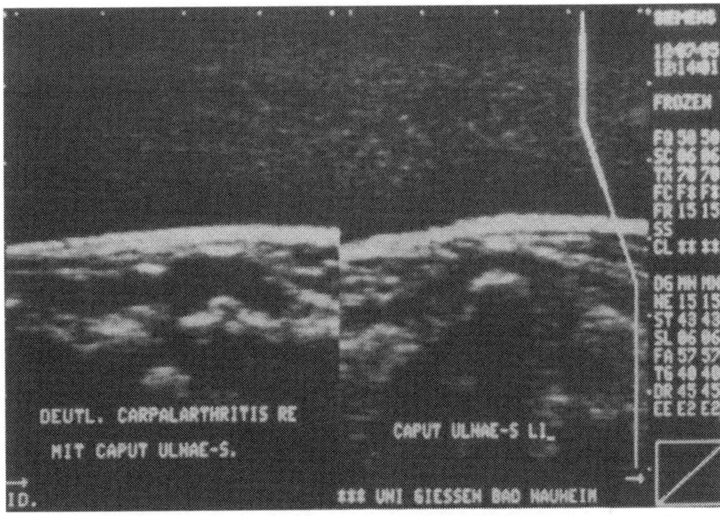

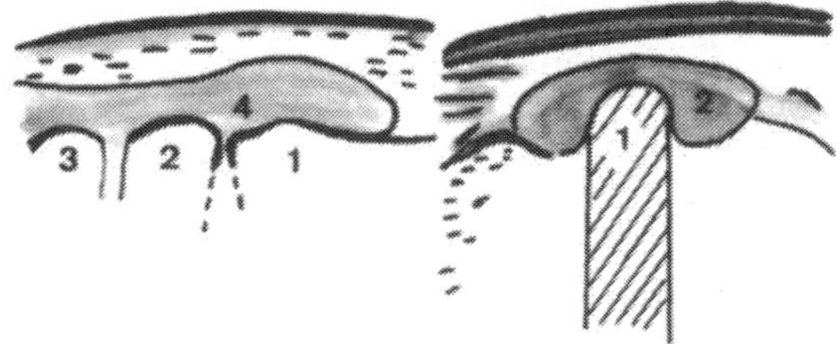

Abb. 144. Karpalarthritis mit Caput-ulnae-Syndrom. Entzündliches Substrat über distalem und proximalem Karpusbereich sowie über dem Radius, Längsschnitt über dem Os naviculare und Os trapezoideum. **1** Radius, **2** Os naviculare, **3** Os trapezoideum, **4** entzündliches Substrat Rheumatoide Arthritis mit Caput-ulnae-Syndrom, Querschnitt. **1** Caput ulnae mit Schallschatten, **2** entzündliches Substrat

Fingergelenke

Abschließend bleibt noch anzumerken, daß auch die Synovialitis der Fingergelenke als echoarme, den Gelenkspalt ausfüllende, zur Verdickung des Gelenkes führend Masse auf dem Monitor erscheint. Da dies jedoch auch palpatorisch bei entsprechender Untersuchung keine Schwierigkeiten bereitet, erscheint der Einsatz der Sonographie hier weniger wertvoll.

Die wichtigste Indikation der Sonographie im Bereich der Hände bleibt die Differenzierung der Karpalarthritis von einer Tenosynovitis sowie die gelegentliche Erfassung knöcherner Destruktionen. Es ist damit zu rechnen, daß eine weitere Entwicklung der Technik unter Verwendung höherer Schallfrequenzen den Informationsgewinn durch Ultraschall verbessert, so daß der dafür notwendige Zeitaufwand später einmal gerechtfertigt sein wird.

Literatur

Ernst J, Albrecht HJ (1984) Sonographische Darstellbarkeit des Entzündungssubstrats bei rheumatoider Arthritis. Z Rheumatol 43, 205

Ernst J (1985) Ultraschalldiagnostik in der Rheumatologie. Aktuel Rheumatol 10: 35-42

Khaleghian R, Tonkin LJ, De Geus JJ, Lee JP (1984) Ultrasonic examination of the flexor tendons of the fingers. JCU 12 (9): 547-551

Sattler H (1987) Die Arthrosonographie - Ein neues zusätzliches bildgebendes Verfahren zur Erfassung von Gelenkerkrankungen. Therapiewoche 7/87: 216

Sachverzeichnis

GPSR Compliance

The European Union's (EU) General Product Safety Regulation (GPSR) is a set of rules that requires consumer products to be safe and our obligations to ensure this.

If you have any concerns about our products, you can contact us on ProductSafety@springernature.com

In case Publisher is established outside the EU, the EU authorized representative is:

Springer Nature Customer Service Center GmbH
Europaplatz 3
69115 Heidelberg, Germany

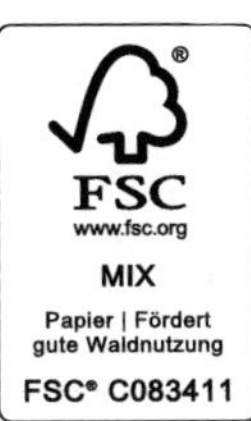

Zeitfracht Medien GmbH
Ferdinand-Jühlke-Straße 7
99095 Erfurt, Deutschland
produktsicherheit@kolibri360.de